Maria L. Schasteen

Mit Duftmedizin das Immunsystem stärken

Ätherische Öle für gesunde Abwehrkräfte

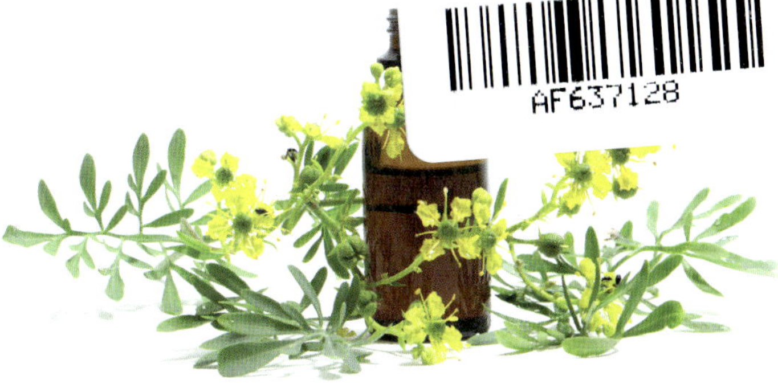

Crotona

Es ist natürlich selbstverständlich, dass bei ernsthaften Erkrankungen ärztliche Hilfe unumgänglich ist. In einem solchen Fall kann eine Selbstbehandlung sogar lebensgefährlich werden. Was hier gesagt und geraten wird, soll also keinesfalls den Arzt oder Heilpraktiker ersetzen, sondern es will vielmehr das Allgemeinwissen erweitern und den Wert natürlicher Heilkräfte fördern, damit man sich bei Bedarf mit einfachen, natürlichen Mitteln selbst helfen kann. Die Autorin und der Verlag können jedoch keine Haftung für Folgen aus dem richtigen oder unrichtigen Gebrauch der hier dargestellten Methoden und Rezepte übernehmen.

Das Einnehmen von nicht als *Nahrungsergänzung* gekennzeichneten ätherischen Ölen ist in der EU verboten.

Impressum

ISBN 978-3-86191-292-7
Deutsche Originalausgabe:
1. Auflage 2024

Kammer 11, D-83123 Amerang
www.crotona.de

Fotos: shutterstock.com

Umschlaggestaltung: Annette Wagner
Gedruckt bei: REN MEDIEN GmbH, Filderstadt, Germany

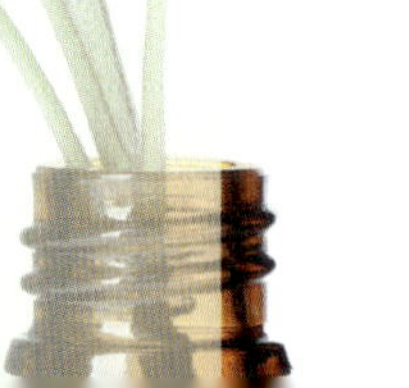

Inhalt

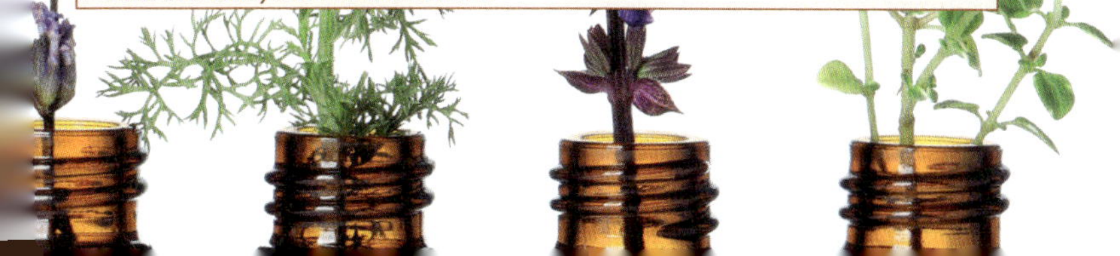

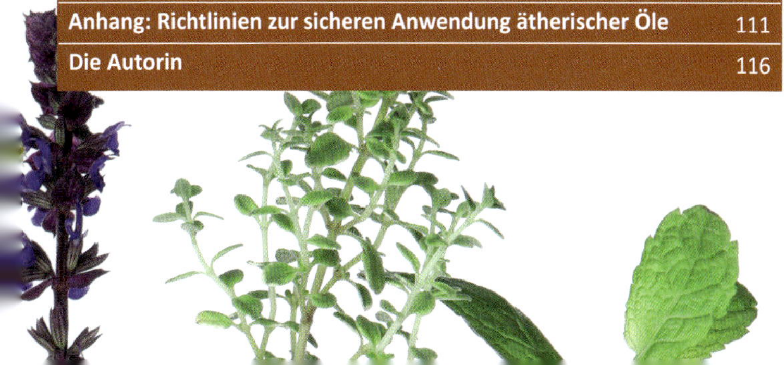

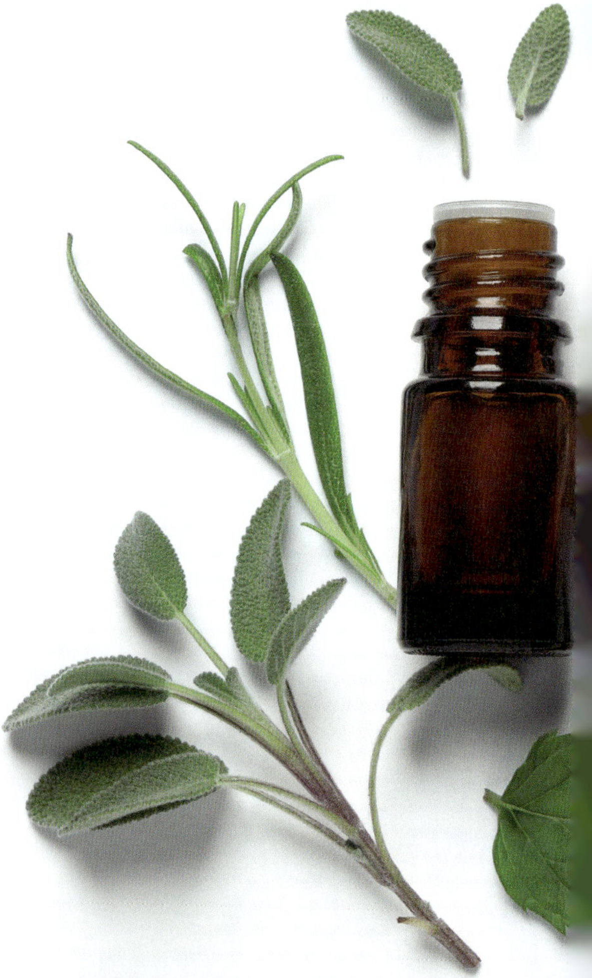

Widmung

Gesundheit ist unser kostbarstes Gut
und ein robustes Immunsystem ihr treuester Hüter.

Möge dir dieses Buch als Wegweiser dienen,
der dir nicht nur die tiefe Bedeutung und
Macht deines Immunsystems nahelegt,
sondern auch die edelsten Schätze der Natur enthüllt,
die es bewahren, ernähren und stärken.

Mit diesem Wissen ausgestattet, begegne mutig und
hoffnungsvoll den Herausforderungen der Gegenwart
auf deinem Weg ins Goldene Zeitalter der Erneuerung.

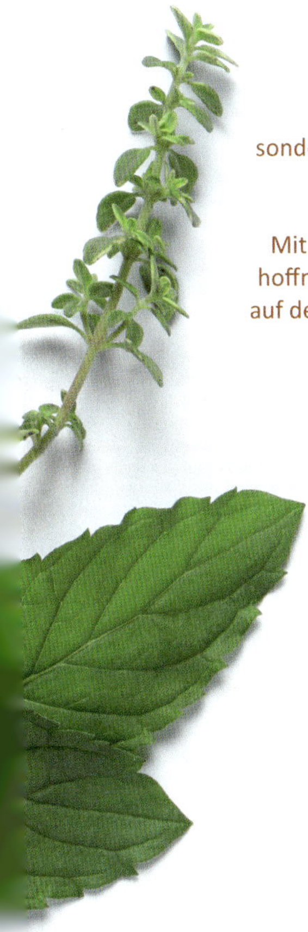

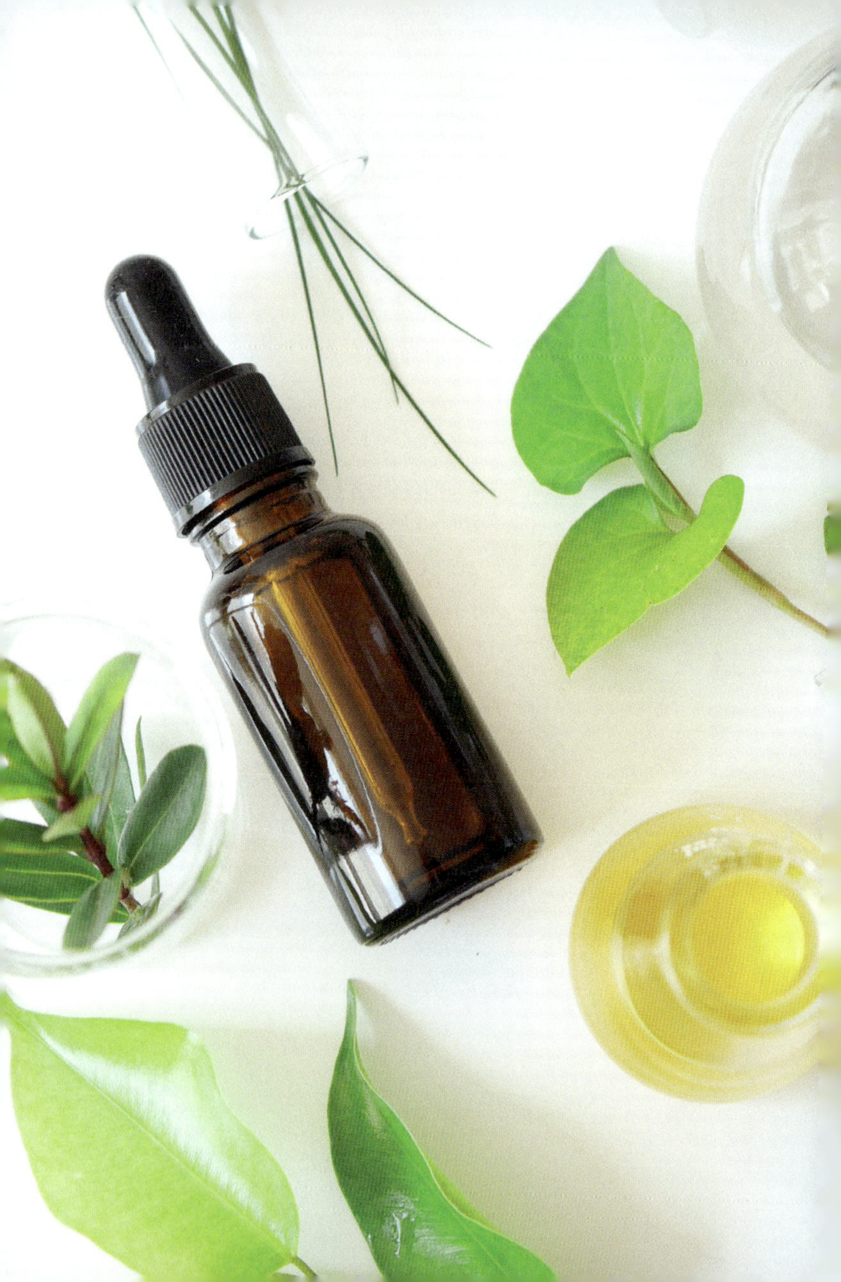

Das wachsame Wunder: Unser Immunsystem, das niemals ruht

»Pflege deinen Körper –
es ist der einzige Ort, in dem du leben musst.«

– Jim Rohn –

Als Gott den Menschen erschuf, brachte Er ein Meisterwerk hervor. Zum Schutz der feinstofflichen Seele, die in diesem Körper wohnen und Erfahrungen sammeln sollte, schuf Er einen widerstandsfähigen Schutzmantel. Dieser würde die feinstoffliche Seele vor den rauen Elementen der Welt schützen und schädlichen Mikroorganismen wie Bakterien, Parasiten, Viren und Pilzen ein kraftvolles Abwehrschild entgegensetzen. Mit diesem Schutz konnte die Seele auch den Widrigkeiten des Lebens wie Stress, Sorgen sowie negativem Denken mit ihren Hilfsmitteln – dem Körper, den Gedanken und Gefühlen – trotzen. Der Mensch war dazu bestimmt, in Einklang mit der Natur und dem Kosmos zu leben, in Gesundheit und Glück, als Hüter der Erde. Doch es scheint, als habe der Mensch diese Botschaft irgendwo auf seinem Weg durch die Zeit missverstanden.

Alex' Absturz: Wie Leichtsinn das Immunsystem ruinierte

Alex war ein junger Mann Mitte zwanzig, der vor Lebenskraft und einem scheinbar unerschöpflichen Speicher an Vitalität nur so strotzte. »Noch eins«, grölte er und zeigte auf seine Bierflasche. Seine Kameraden stimmten bierselig mit ein: »Für mich auch, für mich auch.« Der Wirt schaute müde auf die Uhr und zuckte resigniert mit den Schultern. Es war bereits halb drei Uhr morgens.

Mehrmals pro Woche konnte man Alex mit seiner ausgelassenen Freundesrunde dort antreffen. Schlaf brauchte der junge Mann wenig, und er machte sich auch keine Gedanken darüber. Nach drei bis fünf Stunden rollte er schlaftrunken aus dem Bett, stopfte ein altes Pizzastück vom Vortag in den Mund und hetzte los. Sein Vorgesetzter hatte ihn bereits mehrmals wegen seines Zuspätkommens gerügt.

Dies eine Mal trieb Alex es allerdings zu weit. Als er das Büro eine halbe Stunde zu spät betrat, stellte sich ihm sein Boss in den Weg und sagte scharf: »You are fired.« Es blieb Alex nichts anderes übrig, als seine Sachen zu packen und zu gehen – aber wohin? Er hatte noch siebzehn Tage, bevor die nächste Miete fällig war und die Miete des Vormonats war auch noch nicht bezahlt. Man würde meinen, dass Alex nun an seinem Problem arbeiten würde, aber weit gefehlt. Der Fernseher lief den ganzen Tag über. Er lag auf der Couch. Ab und zu stopfte er sich Salzgebäck in den Mund. Dann fielen ihm wieder die Augen zu, nur um jäh aus dem Dämmerzustand hochgerissen zu werden, als die Türklingel läutete.

Der Vermieter stand mit düsterer Miene vor der Tür. »Wenn Sie bis zum Letzten des Monats ihre Rückstände nicht bezahlt haben, werden Sie delogiert«, hallte es in Alex' Ohr nach, als der Mann sich wortlos umdrehte und ging. Er musste wohl den starrenden Blick des jungen Mannes gefühlt haben, der ihn durch das Treppenhaus verfolgte. Aber seine Geduld war nun ein für alle Male zu Ende.

Nun dämmerte es Alex, dass jetzt etwas getan werden musste. Purer Stress und Panik packten ihn nun und hielten ihn im Würgegriff. Und so sehr er auch überlegte, es fiel ihm keine Lösung ein. Kein Job, keine Wohnung, kein Geld. Er wusste sich keinen Rat.

Daher ging er, wie gewohnt, abends in seine Lieblingskneipe. Dort spielte er vor seinen Freunden den starken Mann, der dieses kleine Problem mit Leichtigkeit lösen könnte, und ertrank seinen Stress und das Trauma, plötzlich mittellos auf der Straße zu stehen, mit reichlich Alkohol.

Einsicht gewinnt: Der Schlüssel zur Balance

Was Alex erlebt hat, hat wohl der ein oder andere von uns in seiner Sturm- und Drangzeit in ähnlicher Weise selbst erlebt. Wir haben einen Raubzug an unserem Körper und seinen Ressourcen betrieben. Später dann hat uns womöglich Stress geschwächt. Manchmal kam sogar ein Trauma hinzu, welches uns schließlich mit einer Erkrankung bettlägerig zurückgelassen hat. Und heute denken wir wehmütig an die Zeit zurück, in der unser Körper voll Kraft und Energie und jeder Atemzug pure Lebensfreude gewesen war.

Wenn wir zurückdenken, erinnern wir uns vielleicht an Warnsignale, die wir spielerisch ignoriert haben. Auf dem Weg zur Arbeit nickten wir womöglich, übermüdet, wie wir waren, ein, nur um erschrocken aufzufahren und noch recht-

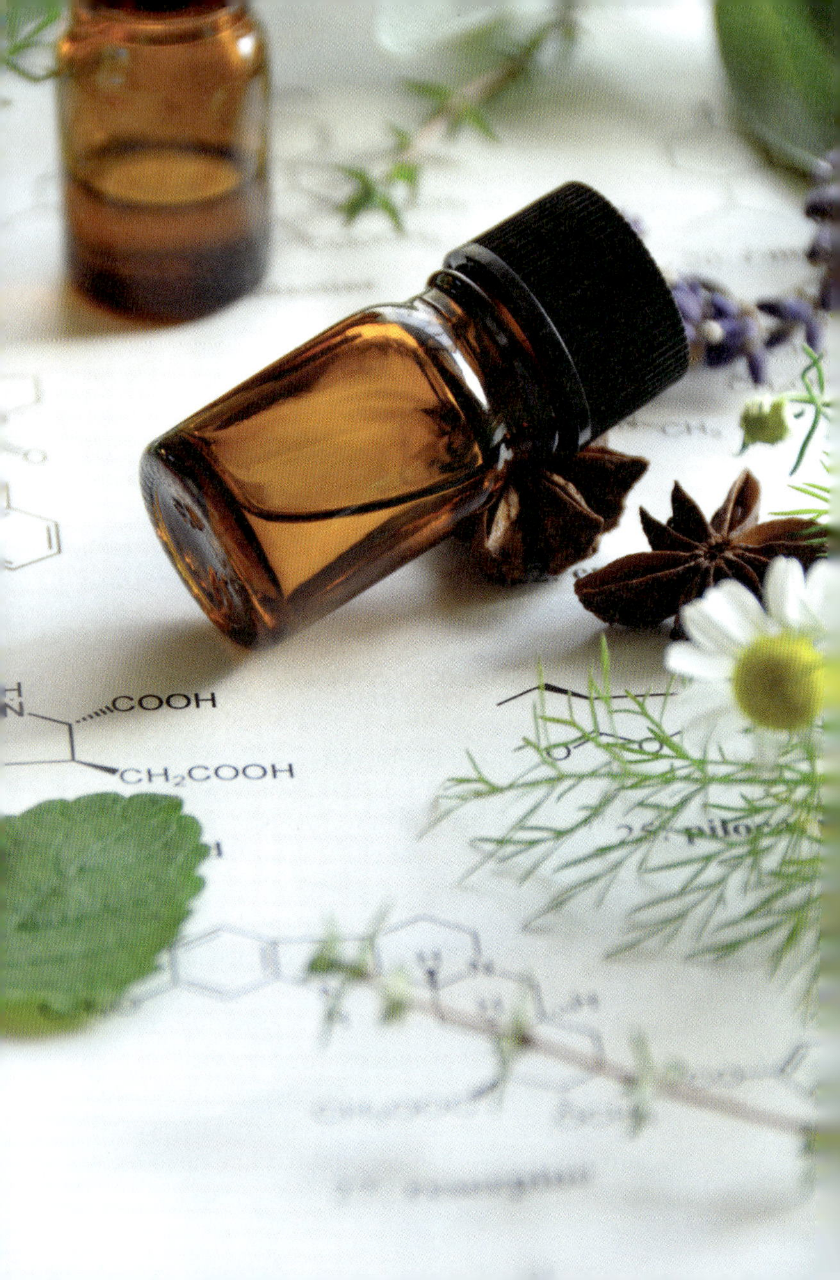
COOH
CH_2COOH

zeitig die Bremse zu betätigen. Der Magen beschwerte sich anfangs unter Umständen mit leichten Krämpfen, die immer häufiger und schmerzhafter angesichts der Zufuhr wertlosen Junkfoods auftraten. Er forderte Vitamine und Mineralien in Form von Obst und Gemüse ein, das wir ihm nie oder viel zu selten gegeben haben.

All die Zeit hindurch ruhte unser Immunsystem nie. Im Gegenteil, es arbeitete mit voller Kraft an der Lösung der Probleme. Doch der Körper konnte sich nicht mehr gebührend regenerieren, weil wir ihm den nötigen Schlaf nicht gönnten. Unsere Organe mussten Belastung über Belastung so gut es ging ertragen. Bald kam der Körper nicht darum herum, Funktionen einzustellen, bis er schlussendlich völlig zusammenbrach und wir »krank« wurden.

Auch die Gedanken konnten nicht zur Ruhe kommen, die belastenden Eindrücke des Tages nicht geordnet und verarbeitet werden. Und das Geschenk des Schlafes, nämlich dass er uns auf den kommenden Tag vorbereitet und uns den Traum unseres Lebens ebnet, haben wir nicht wahrgenommen.

Vom Raubzug zur Regeneration: Positive Wende in Sicht

Die gute Nachricht: Wir können das Missgeschick umkehren. Wir können den Körper mit gesunder Ernährung, Schlaf und ausgewogener Bewegung unterstützen, vor Umweltgiften schützen und so das Immunsystem langsam wiederaufbauen und uns zurück in die göttliche Ordnung bewegen. Aber dazu brauchen wir unseren Geist. Wir müssen Verantwortung für unser Leben übernehmen wollen.

»Nicht der Arzt heilt die Krankheit. Der Patient selbst ist der Arzt.«

Sobald wir erkennen, dass ausschließlich unsere Gedanken und Gefühle für unsere Lebensumstände verantwortlich sind, können wir die richtigen Entscheidungen treffen. »Geist über Materie«, das lehrt die Epigenetik, ein Wissenszweig der Genetik, der erforscht, wie äußere Umstände – und besonders unsere Gedanken und Gefühle – die Genexpression verändern. Sie können die Krankheits-Gene ausschalten und die Glücks-Gene einschalten.

Und hier sind es besonders die ätherischen Öle, diese duftenden, anhebenden Aromen, die den unmittelbarsten und stärksten Einfluss auf unsere Gefühle, Gedanken und unsere Körperreaktionen ausüben. Sie haben ein einziges Ziel: uns glücklich und gesund zu machen und zu erhalten.

Die Botschaft der Hoffnung: Heilsame Tropfen

Ätherische Öle können auch dir helfen, deine körpereigene Abwehr zu stärken oder ein kompromittiertes Immunsystem wiederherzustellen, vorausgesetzt du greifst nach einem Fläschchen von ihnen und wendest seine heilsamen Tropfen an. Die göttliche Vorsehung hat wohl vorausgesehen, dass wir uns im Laufe der Zeit aus der Harmonie in den Zustand von Stress und Krankheit manövrieren würden, und hat uns die Pflanzenwelt als das starke und verlässliche Gegenmittel geschenkt, damit wir uns selbst helfen können.

Von der Liebe und Dankbarkeit gegenüber dieser duftenden Natur, die uns am Leben erhält und heilt, davon erzählt dieses

Buch auf jeder Seite. Es will dir Mut machen und Hoffnung geben, dass Mutter Natur dein Immunsystem tatsächlich und nachweislich zum Besseren ändern kann.

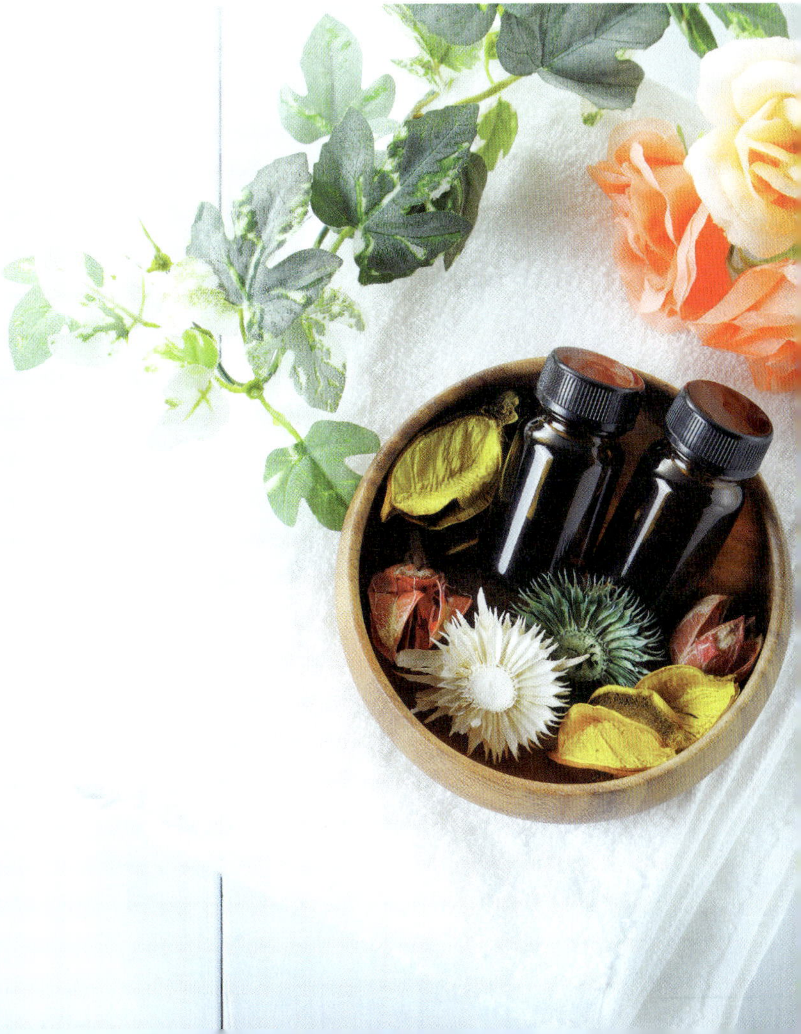

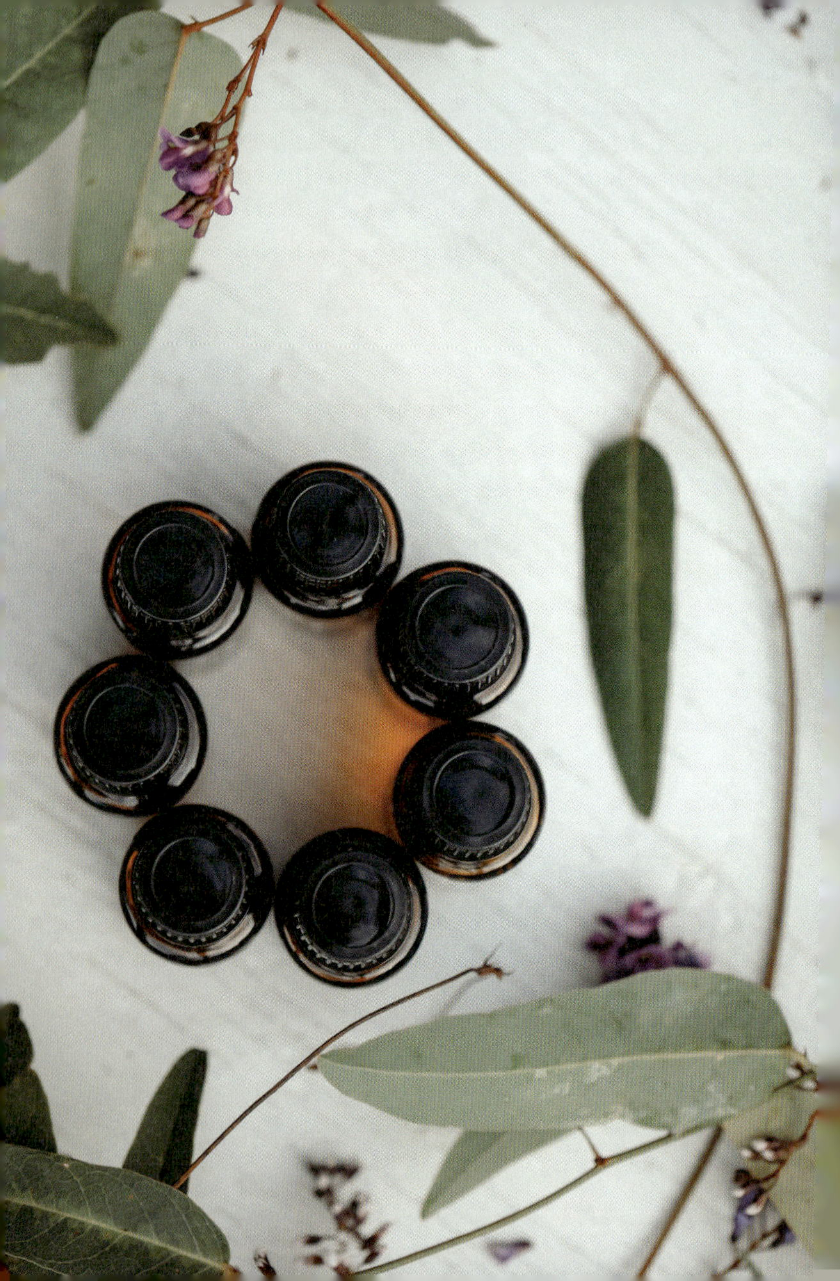

1

Das wehrhafte Immunsystem, der Schlüssel zu Gesundheit

»Derjenige, der Gesundheit hat, hat Hoffnung – und wer Hoffnung hat, hat alles.«

Arabisches Sprichwort

Verborgene Festung: Die geheime Basis des Immunsystems

Wo im Körper finden wir eigentlich das Immunsystem? Sitzt es im Gehirn? Im Darm? Ja auch, aber das Immunsystem ist kein einzelnes Organ, sondern ein komplexes Netzwerk aus Organen, Zellen und Molekülen, das im gesamten Körper verteilt ist. Im Folgenden sind einige Schlüsselelemente und Orte des Immunsystems aufgelistet.

Knochenmark: Das Knochenmark produziert rote und weiße Blutkörperchen. Die weißen Blutkörperchen (Leukozyten) sind direkt an der Immunantwort beteiligt.

Thymusdrüse: Sie ist ein Organ, in dem T-Zellen (eine Art von weißen Blutkörperchen) reifen. T-Zellen sind entscheidend für die erworbene Immunität, die gezielt spezifische Bedrohungen neutralisiert.

Milz: Die Milz filtert das Blut und spielt eine zentrale Rolle bei der Abwehr von Infektionen. Sie ist auch für die Produktion wichtiger Antikörper verantwortlich.

Lymphknoten: Diese kleinen, bohnenförmigen Strukturen filtern die Lymphflüssigkeit und beherbergen Immunzellen, deren Aufgabe es ist, Krankheitserreger zu identifizieren und zu neutralisieren.

Lymphatisches System: Das Lymphatische System ist ein Netzwerk aus Lymphgefäßen, das infektionsabwehrende Zellen durch den Körper transportiert und dabei hilft, Körperflüssigkeiten im Gleichgewicht zu halten.

Mukosa-assoziiertes lymphatisches Gewebe (MALT): Dazu gehören die Mandeln, Peyer-Plaques im Dünndarm und andere lymphatische Gewebe in den Schleimhäuten des Körpers, die als erste Verteidigungslinie gegen eindringende Pathogene dienen.

Darm-assoziiertes lymphatisches Gewebe (GALT): Ein wesentlicher Teil des Immunsystems (70%) ist in der Darmschleimhaut eingebettet. Der Darm spielt eine entscheidende Rolle bei der Immunabwehr und ist ein wichtiges Organ für die Erkennung und Abwehr von Pathogenen. Die dort ansässigen Immunzellen überwachen und reagieren auf potenziell schädliche Mikroorganismen und tragen so zur Aufrechterhaltung der allgemeinen Gesundheit und des Wohlbefindens bei.

Haut: Unsere Haut dient als physische Barriere gegen Infektionen und beherbergt spezialisierte Immunzellen.

All diese Komponenten arbeiten zusammen, um den Körper vor Krankheitserregern und Fremdsubstanzen zu schützen. Daher spielt das Immunsystem eine entscheidende und umfassende Rolle bei der Erhaltung der Gesundheit und der Abwehr von Infektionen.

Die lebenswichtige Mission des Immunsystems

Die Hauptaufgabe des Immunsystems ist der Schutz des Körpers vor schädlichen Eindringlingen wie Bakterien, Viren, Pilzen und Parasiten. Es erkennt und eliminiert Fremdkörper und Infektionserreger, um die Gesundheit zu erhalten. Dabei erfüllt das Immunsystem mehrere Schlüsselfunktionen, wie im Folgenden aufgelistet ist.

Erkennung und Abwehr von Krankheitserregern: Es identifiziert pathogene Mikroorganismen und neutralisiert sie, bevor sie Schaden anrichten können.

Zelluläre Abwehr: Spezialisierte Immunzellen, wie T-Zellen und B-Zellen, erkennen infizierte Zellen oder Zellen, die von Krebs befallen sind, und leiten den Zelltod ein.

Antikörperproduktion: B-Zellen produzieren Antikörper, die spezifisch an Antigene (bestimmte Strukturen auf der Oberfläche von Krankheitserregern) binden können, um sie für die Zerstörung zu markieren oder direkt zu neutralisieren.

Gedächtnisfunktion: Nach einer Infektion behält das Immunsystem ein »Gedächtnis« der Erreger, mit denen es in Kontakt gekommen ist, was eine schnellere und effektivere Reaktion ermöglicht, falls der Erreger erneut in den Körper eindringen sollte.

Unterstützung der Heilung: Das Immunsystem spielt eine wichtige Rolle bei der Heilung und Regeneration von Gewebe, indem es Entzündungsprozesse reguliert, die für die Reparatur von Gewebeschäden notwendig sind.

Diese Aufgaben werden durch ein komplexes Zusammenspiel verschiedener Organe, Zellen und Moleküle im gesamten Körper ausgeführt, wobei jede Komponente des Immunsystems eine spezifische Rolle bei der Abwehr von Infektionen und der Erhaltung der Gesundheit spielt.

Epigenetik: Der Schlüssel zur Optimierung der Immunabwehr

Die Epigenetik, das faszinierende Feld, das erforscht, wie Lebensstil und Umweltfaktoren unsere Gene beeinflussen, ohne ihre DNA-Sequenz zu verändern, spielt eine entscheidende Rolle in der Funktionsweise unseres Immunsystems. Sie eröffnet die Möglichkeit, durch bewusste Entscheidungen in Bezug auf Ernährung, Bewegung, Stressmanagement, Umgebung und andere Lifestyle-Entscheidungen positiv auf unsere Immunantwort einzuwirken.

Die Epigenetik zeigt uns, dass wir nicht bloße Gefangene unseres genetischen Erbes sind, sondern aktive Gestalter unserer Gesundheit sein können. Durch die Anpassung eines gesunden Lebensstils fördern wir die Expression bestimmter Gene oder unterdrücken sie, was wiederum die Stärke und Effizienz unseres Immunsystems beeinflusst. So wird die Epigenetik zur Brücke zwischen unseren täglichen Gewohnheiten und der Optimierung unserer körpereigenen Abwehrkräfte, indem

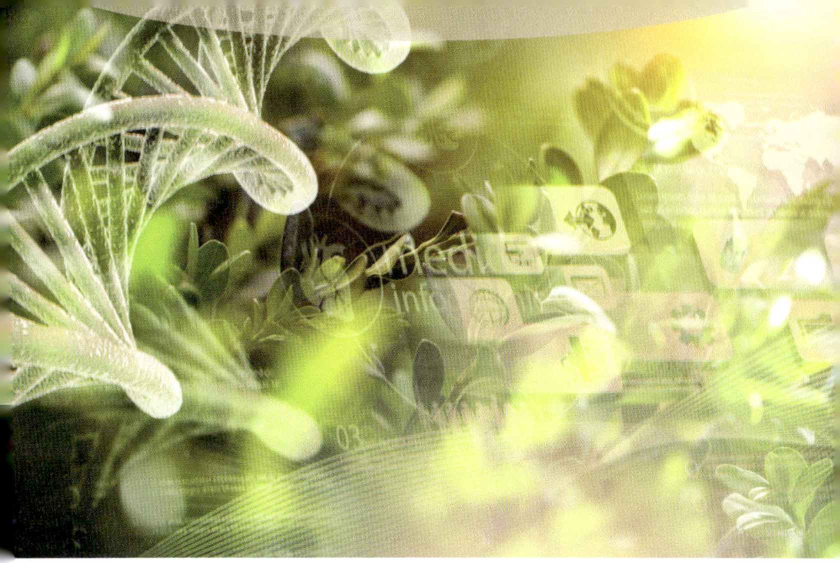

sie uns lehrt, wie tiefgreifend unser Verhalten – und besonders unsere Gedanken und Gefühle – unsere Gesundheit prägen.

»Die Tatsache, dass wir Änderungen an unseren Genen vornehmen können, ist eine der größten Entdeckungen der Wissenschaft.«

– Dr. Bruce Lipton –

Die Epigenetik lehrt also, dass deine DNA durch gewisse Umwelteinflüsse verändert werden kann. Wäre es nicht wunderbar, wenn wir Wohlbefinden und Glück einfach einschalten und Unerwünschtes ausschalten könnten?

»Was du erwartest, das geschieht.«

Gedanken als Gift: Der Einfluss negativer Emotionen

Negative Gedanken können das Immunsystem auf mehrere Arten gehörig unter Druck setzen:

- **Stressreaktion:** Negative Gedanken und psychischer Stress aktivieren die Stressreaktion des Körpers, die zur Freisetzung von Kortisol und anderen Stresshormonen führt. Diese Hormone sind imstande, die Immunfunktion zu unterdrücken, indem sie die Produktion von entzündungsfördernden Botenstoffen (Zytokinen) erhöhen und die Aktivität von Immunzellen wie den natürlichen Killerzellen und T-Zellen verringern.

- **Entzündungen:** Chronische negative Gedanken und emotionaler Stress führen oft zu anhaltenden Entzündungsprozessen im Körper. Entzündungen sind eine natürliche Immunreaktion, aber wenn sie unkontrolliert bleiben, können sie das Immunsystem schwächen und zu einer Vielzahl von Gesundheitsproblemen beitragen.

- **Psychoneuroimmunologie:** Dieses Forschungsfeld untersucht die Verbindungen zwischen Psyche, Nervensystem und Immunsystem. Studien haben gezeigt, dass psychischer Stress und negative Emotionen die Fähigkeit des Körpers beeinflussen, auf Infektionen zu reagieren, und dadurch die Heilung verlangsamen.

- **Verhalten:** Menschen, die unter dem Einfluss negativer Gedanken und Depressionen stehen, neigen möglicherweise zu Verhaltensweisen, die das Immunsystem weiter schwächen, wie unzureichende Ernährung, Schlafmangel, geringe körperliche Aktivität oder Substanzmissbrauch.

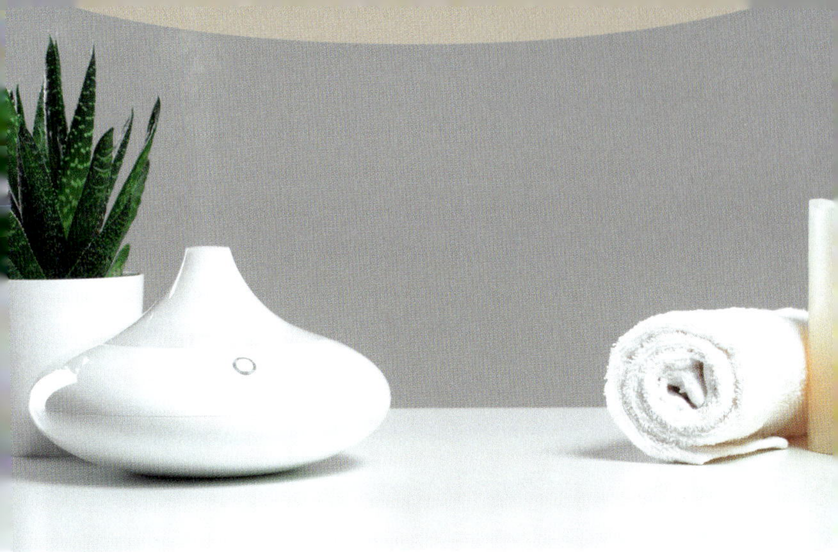

Zur Stärkung des Immunsystems tragen effektive Stressbewältigungsstrategien wie Kontemplation, Meditation, Yoga, Atemübungen und ein positives Mindset wesentlich bei. Auch eine ausgewogene Ernährung, genügend Schlaf und regelmäßige körperliche Aktivität fördern die Reduzierung stressbedingter Beeinträchtigungen des Immunsystems. Ätherische Öle leisten zudem einen wertvollen Beitrag, indem sie emotionale Belastungen mindern und das allgemeine Wohlbefinden verbessern.

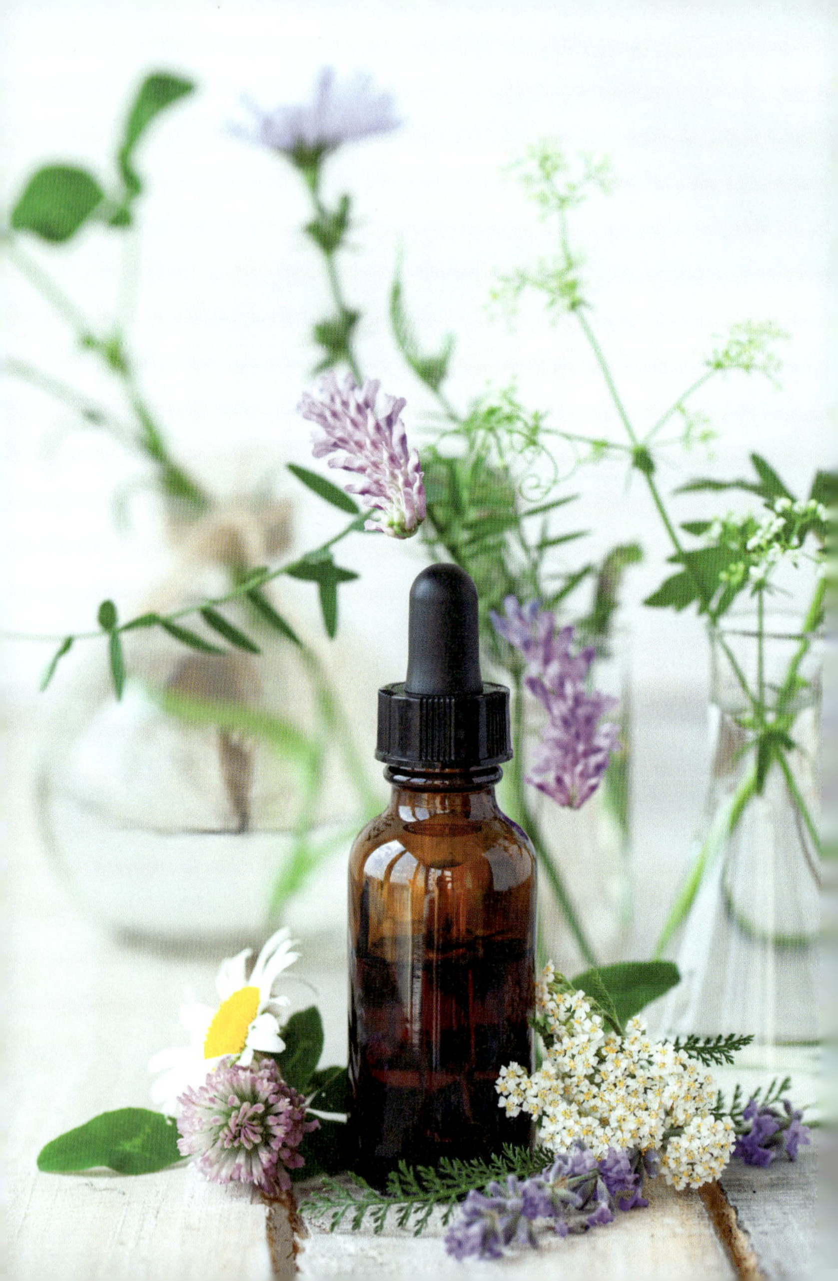

2

Duftende Wächter – ätherische Öle als Stütze des Immunsystems

»Ein Tropfen ätherisches Öl enthält die konzentrierte Weisheit der Natur.«

Um negative Gedanken und Emotionen, die dein Immunsystem belasten, mit ätherischen Ölen zu transformieren, folge dem im Folgenden vorgestellten schrittweisen Plan:

Die Macht der Düfte: Ätherische Öle als epigenetische Wegbereiter

Der Epigenetik-Plan zu Harmonie und Glück

Schritt 1: Auswahl der ätherischen Öle

Identifiziere deine aktuellen emotionalen Bedürfnisse und wähle ätherische Öle aus, die diesen Bedürfnissen entsprechen. Einige empfohlene Öle sind:

- **Zur Beruhigung:** Lavendel, Kamille, Bergamotte
- **Zur Stimmungsaufhellung:** Orange, Zitrone, Grapefruit
- **Zur Stressbewältigung:** Weihrauch, Majoran, Mandarine
- **Zur Traumabewältigung:** Rose, Immortelle, Fichte

Schritt 2: Vorbereitung

Bei der äußerlichen Anwendung ätherischer Öle halte ein reines Pflanzenöl (Massageöl) bereit, falls das verwendete Öl als unangenehm, zum Beispiel zu »heiß«, empfunden wird. Das »Brennen« auf der Haut kann mit dem Massageöl sofort »gelöscht« werden. Falls du kein Massageöl zur Hand hast, nimm einfach das Speiseöl aus der Küche. Für eine Anwendung mische ein paar Tropfen des ätherischen Öls mit einem Trägeröl, wie etwa Kokos-, Mandel- oder Jojobaöl.

Schritt 3: Anwendungsmethoden

Wähle eine oder mehrere der folgenden Anwendungsmethoden aus:

- **Direkte Inhalation:** Gib 1–2 Tropfen des ätherischen Öls auf ein Taschentuch; oder gib es in die Handflächen, reibe die Hände zusammen und atme den Duft tief ein.
- **Diffusion:** Verwende einen Aroma-Diffuser, um das ätherische Öl in deinem Wohn- und Arbeitsraum zu verteilen.
- **Äußerliche Anwendung:** Trage das Öl oder die Ölmischung auf Pulsstellen, den Nacken, die Fußsohlen oder spezifische Körperbereiche auf, die Entspannung benötigen.
- **Aromatisches Bad:** Füge ein paar Tropfen des ätherischen Öls zu deinem Badewasser hinzu für ein entspannendes Bad.
- **Die innerliche Anwendung:** Gib 1 Tropfen Zitronenöl in den Tee oder 1 Tropfen Zimtöl in den Kaffee. Experimentiere in deiner Aromaküche. Doch beachte:

Verwende ausschließlich zum Verzehr zugelassene ätherische Öle! Synthetische Öle sind Gift für deinen Körper.

Schritt 4: Regelmäßige Praxis

Integriere die Verwendung ätherischer Öle in deine tägliche Routine. Regelmäßigkeit ist der Schlüssel, um die emotionalen und mentalen Vorteile voll auszuschöpfen.

Rezeptvorschlag für emotionales Gleichgewicht:
Die Gute-Laune-Ölmischung:

- 2 Tropfen ätherisches Limettenöl
- 2 Tropfen ätherisches Geranienöl

Verwende diese Mischung im Aroma-Diffuser. Du kannst die Ölmenge deinem Diffuser-Modell (siehe Betriebsanleitung) anpassen. Oder verdünne das Öl für eine sanfte Massage.

Schritt 5: Reflexion und Anpassung

Beobachte, wie Körper und Geist auf die ätherischen Öle reagieren, und finde deine bevorzugten Öle und Anwendungsmethoden. Höre auf die Signale deines Körpers und passe die Anwendung der Öle deinen Bedürfnissen entsprechend an. Bedenke, dass ätherische Öle ganz individuell für dich und deine Anforderungen arbeiten. Sie wirken für jeden Menschen »individuell«.

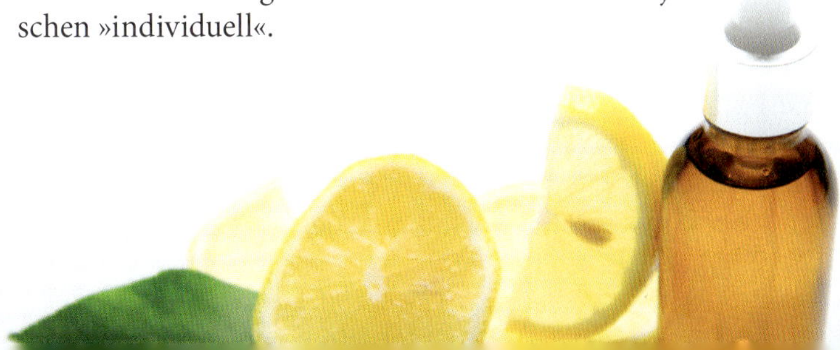

Geheimtipp: Trage dein Lieblingsöl bei dir. Jedes Mal, wenn ein negativer Gedanke aufkommt, zum Beispiel – »Ich bin so müde.« »Mir tut alles weh.« »Ich bin so krank.« – nimm dein Signal-Duftfläschchen und rieche daran.

Das erfordert zwar Disziplin, aber du wirst erstaunt feststellen, dass diese negativen Gedanken immer seltener hochkommen und schließlich ganz ausbleiben und du dich immer weniger oft müde, weh, krank fühlst. Natürlich wird die Müdigkeit oder der Schmerz oft nicht sofort weggehen, aber du verstärkst diese negativen Gedanken auch nicht.

Vergiss nicht: »Was du erwartest, das geschieht.«
Nicht was du dir (gelegentlich, vielleicht) wünschst geschieht, sondern was du (definitiv) erwartest! Das ist ein Gesetz des Lebens.

Düfte auf dem Prüfstand: Was die Wissenschaft über ätherische Öle sagt

Zahlreiche wissenschaftliche Forschungsarbeiten zu ätherischen Ölen und ihrem therapeutischen Nutzen in der Prävention und Behandlung von Krankheiten finden ihren Weg in die Fachliteratur (pubmed.org). Besonders im Fokus stehen Studien zum Thema Stress, der oft als wesentlicher Faktor für die Schwächung des Immunsystems identifiziert wird. Ein Blick auf ausgewählte Forschungsergebnisse verdeutlicht dies:

Studie zur Wirkung von Lavendelöl auf Stress: Eine Studie aus dem Jahr 2012 untersuchte die Wirkung von Lavendelöl auf Stress bei Menschen, die einer zahnärztlichen Behandlung unterzogen wurden. Die Ergebnisse zeigten, dass diejenigen, die Lavendelöl inhalierten, im Vergleich zu einer Kontrollgruppe ohne Lavendelöl eine signifikante Verringerung der Stresssymptome wie schnellere Herzfrequenz und erhöhten Blutdruck zeigten.

Studie zur Wirkung von Zitronenmelissenöl auf Stress: Eine Studie aus dem Jahr 2004 untersuchte die Wirkung von Zitronenmelissenöl auf die Stimmung und kognitiven Funktionen von Probanden unter Stress. Die Ergebnisse zeigten, dass diejenigen, die Zitronenmelissenöl einnahmen, im Vergleich zu einer Kontrollgruppe ohne Zitronenmelissenöl eine signifikante Verbesserung der Stimmung und eine Verringerung von Stresssymptomen zeigten.

Studie zur Wirkung von Bergamottenöl auf Stress: Eine weitere Studie aus dem Jahr 2015 untersuchte die Wirkung von Bergamottenöl auf die physiologische Reaktion des Körpers auf Stress. Die Ergebnisse zeigten, dass diejenigen, die Bergamottenöl inhalierten, im Vergleich zu einer Kontrollgruppe ohne Bergamottenöl eine Verringerung der Herzfrequenz und eine Verbesserung der Stimmung zeigten.

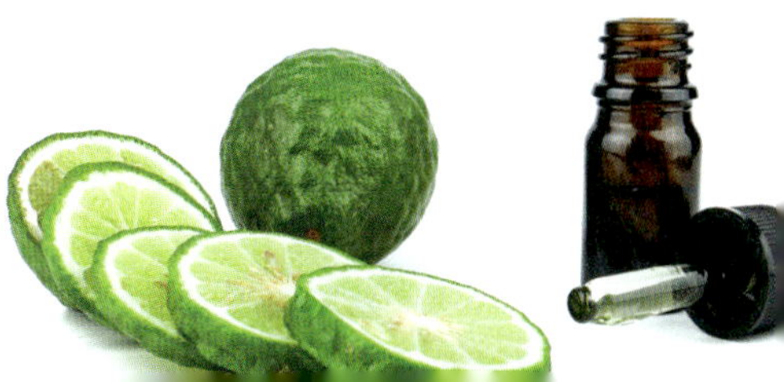

Diese Studien legen nahe, dass ätherische Öle wie Lavendelöl, Zitronenmelissenöl und Bergamottenöl eine positive Wirkung auf den Stressabbau zeigen, was wiederum das Immunsystem entlastet und es bei der Bewältigung seiner lebenswichtigen Arbeit unterstützt. Aber es gibt noch unzählige weitere Studien über diese und viele andere ätherische Öle, die ihre Wirkung auf das Immunsystem eindeutig belegen.

In der US-amerikanischen Datenbank pubmed.org findest du zahlreiche Forschungsarbeiten und Veröffentlichungen, die sich mit den vielfältigen positiven Effekten ätherischer Öle auf die Gesundheit und insbesondere auf das Immunsystem befassen.*

Der unsichtbare Schutzschild: Ätherische Öle im Dienst des Immunsystems

Ätherische Öle und das Immunsystem stehen in einer interessanten Beziehung zueinander. Diese konzentrierten Pflanzenextrakte, die aus Blättern, Blüten, Rinden und Wurzeln verschiedener Pflanzen gewonnen werden, enthalten eine Vielzahl von bioaktiven Verbindungen, die das Immunsystem effektiv unterstützen. Hier sind einige wesentliche Merkmale, wie ätherische Öle das Immunsystem beeinflussen:

Antimikrobielle Wirkung: Viele ätherische Öle besitzen natürliche antimikrobielle Eigenschaften, was bedeutet, dass sie das Wachstum von Bakterien, Viren, Parasiten und Pilzen hemmen können. Zum Beispiel sind Teebaumöl, Eukalyptusöl und

* Wissenschaftliche Forschungen: https://www.mariaschasteen.com/immunsystem-wissenschaft

Oreganoöl bekannt für ihre ausgeprägten antibakteriellen und antiviralen Wirkungen. Diese helfen dem Körper, Infektionen abzuwehren und das Immunsystem zu unterstützen.

Entzündungshemmung: Entzündungen sind ein natürlicher Teil der Immunantwort, können aber bei chronischer Ausprägung zu verschiedenen gesundheitlichen Problemen führen. Einige ätherische Öle, wie Weihrauchöl und Ingweröl, verfügen über entzündungshemmende Eigenschaften, die überschießende Entzündungsreaktionen modulieren und somit zur Aufrechterhaltung eines gesunden Immunsystems beitragen können.

Stärkung der Immunantwort: Einige Studien deuten darauf hin, dass bestimmte ätherische Öle die Aktivität der weißen Blutkörperchen fördern können, was zu einer verbesserten Immunantwort führt. Lavendelöl und Zitrusöle (wie Bergamotte und Zitrone, Limette oder Orange) sind dafür bekannt, das allgemeine Wohlbefinden zu verbessern und das Immunsystem zu stärken.

Stressreduktion: Chronischer Stress schwächt das Immunsystem. Ätherische Öle wie Lavendel, Bergamotte und römische Kamille mit ihren beruhigenden und entspannenden Eigenschaften schaffen Linderung, reduzieren Stresssymptome und tragen dadurch indirekt zur Stärkung des Immunsystems bei.

Verbesserung der Schlafqualität: Ausreichend Schlaf ist entscheidend für ein potentes Immunsystem. Ätherische Öle wie Lavendel und Majoran sind bekannt dafür, die Schlafqualität zu verbessern, was wiederum das Immunsystem unterstützt.

Unterstützung der Atemwege: Öle wie Pfefferminze und Eukalyptus machen die Atemwege frei und erleichtern die Atmung, was für die Gesundheit des Immunsystems wichtig ist, da das freie Atmen die Fähigkeit des Körpers erhöht, Pathogene effektiv abzuwehren.

Anregung des Lymphsystems: Einige ätherische Öle, wie Zitrone und Grapefruit, unterstützen die Aktivität des Lymphsystems, das eine Schlüsselrolle in der Immunabwehr spielt, indem es Toxine und Abfallstoffe effektiv aus dem Körper entfernt.

Aromatische Immunverstärker: Die biochemische Wirkung ätherischer Öle

Ätherische Öle werden seit Jahrtausenden für ihre potenziellen gesundheitlichen Vorteile und ihre immunstärkenden Eigenschaften angewendet und geschätzt. Sie wirken auf vielfältige Weise, indem sie antivirale, antibakterielle, antimykotische (pilzhemmende) und entzündungshemmende Eigenschaften besitzen. Im Folgenden findest du eine Auswahl von ätherischen Ölen, die bekannt dafür sind, das Immunsystem zu stärken und das allgemeine Wohlbefinden zu fördern.

Teebaumöl (*Melaleuca alternifolia*)

Hauptkomponenten	Terpinen-4-ol, 1,8-Cineol
Wirkung	Stark antimikrobiell, antimykotisch, entzündungshemmend

Teebaumöl hat ausgeprägte antimikrobielle und antiseptische Eigenschaften. Terpinen-4-ol ist besonders effektiv bei der Beseitigung von Bakterien und Viren, was das Immunsystem bei der Abwehr von Infektionen unterstützt, entlastet und dessen Effizienz steigert. Teebaumöl ist ein wertvoller Verbündeter in der Abwehr von Infektionen.

Eukalyptusöl (*Eucalyptus globulus*)

Hauptkomponenten	1,8-Cineol (Eukalyptol), α-Pinen, Limonen
Wirkung	Schleimlösend, antiseptisch, entzündungshemmend

Eukalyptusöl ist bekannt für seine antiviralen und entzündungshemmenden Eigenschaften. Eukalyptol kann die Aktivität von Makrophagen (eine Art von weißen Blutkörperchen) steigern und hilft, die Atemwege zu befreien, was die Immunfunktion unterstützt.

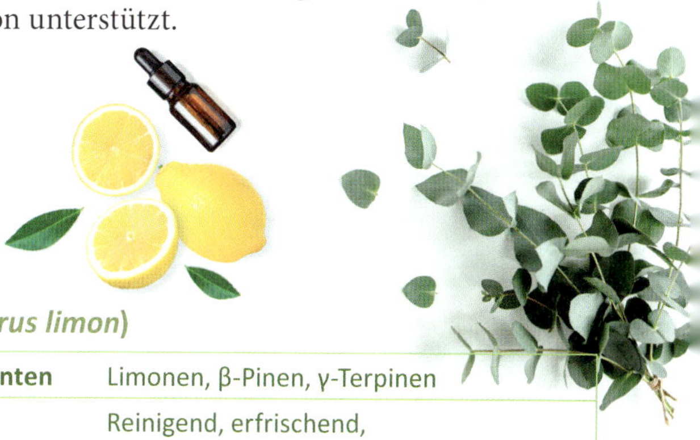

Zitronenöl (*Citrus limon*)

Hauptkomponenten	Limonen, β-Pinen, γ-Terpinen
Wirkung	Reinigend, erfrischend, stimmungsaufhellend

Mit seinem hohen Gehalt an Limonen besitzt Zitronenöl starke antivirale Eigenschaften und unterstützt das Immunsystem effektiv bei der Abwehr von Infektionen. Die antioxidativen Eigenschaften des Öls tragen zusätzlich zur Neutralisierung freier Radikale bei, die Zellen schädigen können.

Ingweröl (*Zingiber officinale*)

Hauptkomponenten	Zingiberen, α-Pinen, β-Sesquiphellandren
Wirkung	Antiviral, schmerzlindernd, entzündungshemmend, verdauungsfördernd

Ingweröl besitzt antivirale, entzündungshemmende und immunstimulierende Eigenschaften und stärkt das Immunsystem durch seine vielfältigen Wirkungsweisen. Es neutralisiert Viren, reduziert Entzündungen und stimuliert die Immunantwort, was den Körper widerstandsfähiger gegen Infektionen macht.

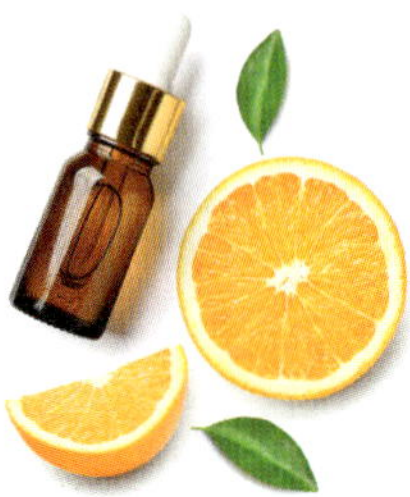

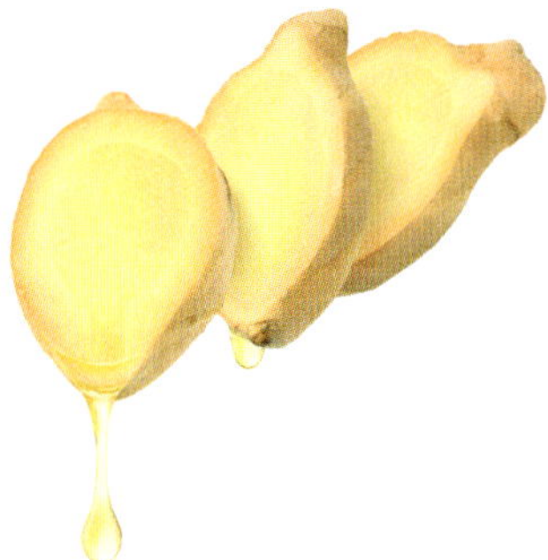

Oreganoöl (*Origanum vulgare*)

Hauptkomponenten	Carvacrol, Thymol, p-Cymen
Wirkung	Antimikrobiell, antioxidativ, antiviral

Oreganoöl zeichnet sich durch seine ausgeprägte antimikrobielle Wirkung aus. Es ist besonders für seine Fähigkeit bekannt, Mikroorganismen wirksam zu eliminieren. Es stärkt das Immunsystem und bietet einen robusten Schutz vor einer Vielzahl von Infektionen.

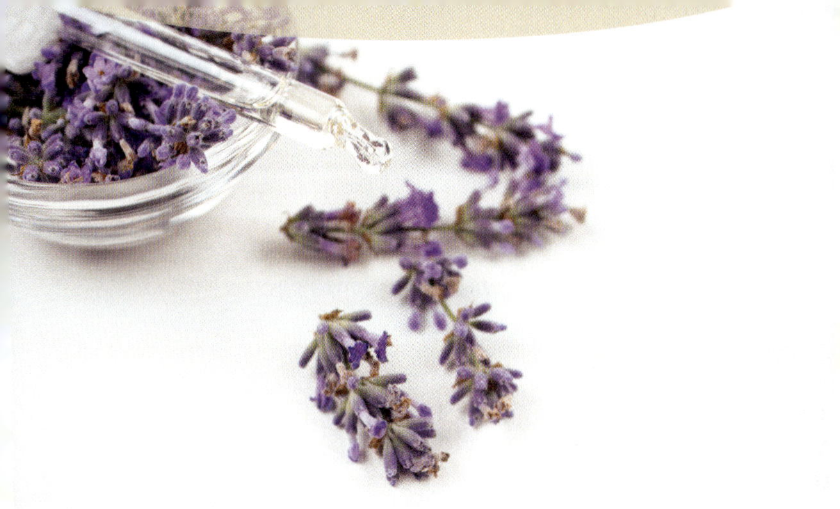

Lavendelöl (*Lavandula angustifolia*)

Hauptkomponenten	Linalool, Linalylacetat
Wirkung	Beruhigend, schlaffördernd, schmerzlindernd

Lavendelöl reduziert Stress, der das Immunsystem schwächt und dessen größter Feind ist. Es wirkt beruhigend, und indem es zur Entspannung beiträgt, intensiviert es indirekt das Potenzial des Immunsystems.

Pfefferminzöl (*Mentha piperita*)

Hauptkomponenten	Menthol, Menthon, 1,8-Cineol
Wirkung	Kühlend, antimikrobiell, schmerzlindernd, verdauungsfördernd

Mit seinem hohen Mentholgehalt fördert Pfefferminzöl die Atemwegsgesundheit, wirkt erfrischend auf die Atemwege und besitzt zugleich antimikrobielle Eigenschaften. Es trägt zur Abwehr von Infektionen bei.

Rosmarinöl (*Rosmarinus officinalis*)

Hauptkomponenten	1,8-Cineol, Campher, α-Pinen
Wirkung	Durchblutungsfördernd, konzentrationsfördernd, antimikrobiell, haarwuchsfördernd

Rosmarinöl fördert nicht nur die geistige Klarheit und das körperliche Wohlbefinden, sondern stärkt auch das Immunsystem durch seine antioxidativen und antimikrobiellen Eigenschaften.

Weihrauchöl (*Boswellia carteri*)

Hauptkomponenten	α-Pinen, Limonen, Myrcen
Wirkung	Entzündungshemmend, beruhigend, unterstützt die Meditation

Weihrauchöl ist bekannt für seine Fähigkeit, Entzündungen zu reduzieren, was eine wichtige Rolle bei der Stärkung des Immunsystems spielt. Es unterstützt die gesunde Immunfunktion durch seine entzündungshemmenden Eigenschaften.

Thymianöl (*Thymus vulgaris*)

Hauptkomponenten	Thymol, p-Cymen, Carvacrol
Wirkung	Antiseptisch, antimykotisch (pilzhemmend), stärkend

Thymianöl ist besonders effektiv bei der Bekämpfung von Infektionen und greift dem Immunsystem durch seine starken antimikrobiellen Eigenschaften unter die Arme.

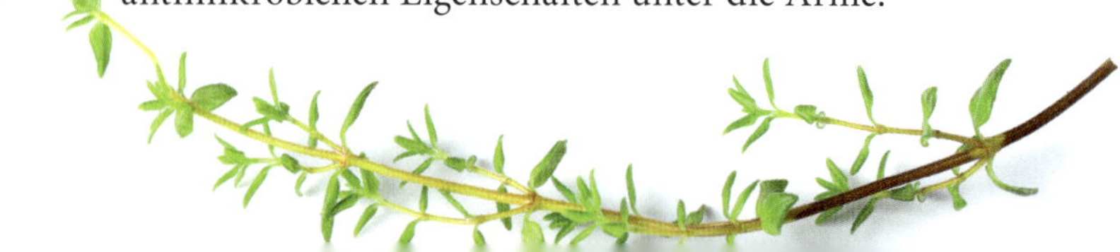

Zimtöl (*Cinnamomum verum*)

Hauptkomponenten	Cinnamaldehyd, Eugenol, Linalool
Wirkung	Wärmend, anregend, antibakteriell

Zimtöl enthält unter anderem Zimtaldehyd, das bekannt dafür ist, ein breites Spektrum an Bakterien, Pilzen und Viren zu neutralisieren und Infektionserreger abzuwehren, um so das Immunsystem zu entlasten und seine Fähigkeit zu stärken, den Körper vor Krankheiten zu schützen.

Grapefruitöl (*Citrus paradisi*)

Hauptkomponenten	Limonen, Myrcen, α-Pinen
Wirkung	Stimmungsaufhellend, antioxidativ, reinigend, appetitzügelnd

Grapefruitöl ist reich an Antioxidantien, welche die Zellen vor Schäden durch freie Radikale schützen, die Immunabwehr stärken und die Gesundheit fördern.

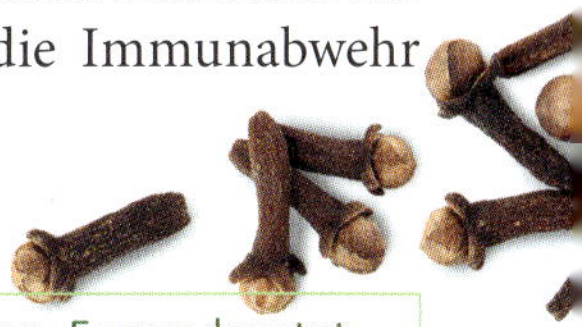

Nelkenöl (*Syzygium aromaticum*)

Hauptkomponenten	Eugenol, β-Caryophyllen, Eugenylacetat
Wirkung	Schmerzlindernd, antimikrobiell, antiseptisch, antioxidativ

Nelkenöl besitzt starke antimikrobielle Eigenschaften. Es enthält etwa einen hohen Anteil an Eugenol, einer chemischen Verbindung mit starken antimikrobiellen, antiviralen und fungiziden Eigenschaften. Diese tragen dazu bei, pathogene Mikroorganismen zu eliminieren, um so die Immunabwehr zu unterstützen.

Bergamottenöl (*Citrus bergamia*)

Hauptkomponenten	Limonen, Linalylacetat, Linalool
Wirkung	Stressreduzierend, stimmungsaufhellend, antibakteriell

Bergamottenöl wirkt stresslindernd. Seine beruhigende und angstlösende Wirkung ermöglicht dadurch die indirekte Unterstützung des Immunsystems. Chronischer Stress schwächt die Abwehr unmittelbar und unterdrückt die Immunantwort, indem er die Produktion von Kortisol erhöht. Durch die Reduzierung von Stress trägt Bergamottenöl dazu bei, das Immunsystem zu entlasten und gleichzeitig zu stärken.

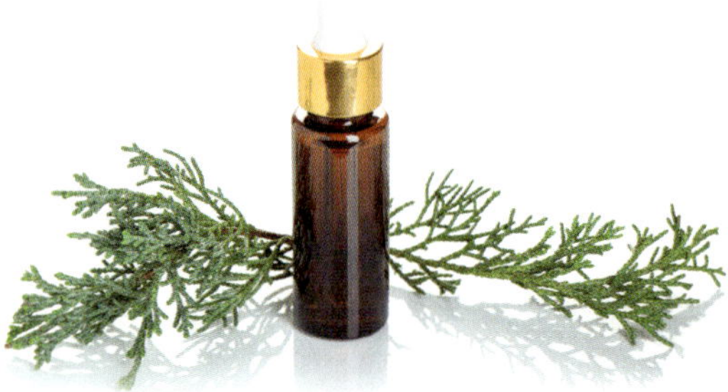

Zypressenöl (*Cupressus sempervirens*)

Hauptkomponenten	α-Pinen, δ-3-Caren, Limonen
Wirkung	Antiseptisch, adstringierend, schleimlösend, venentonisierend, beruhigend

Zypressenöl befreit durch seine schleimlösenden und antiseptischen Eigenschaften die Atemwege und verbessert die Lungenfunktion. Eine gesunde Atemfunktion ist entscheidend für

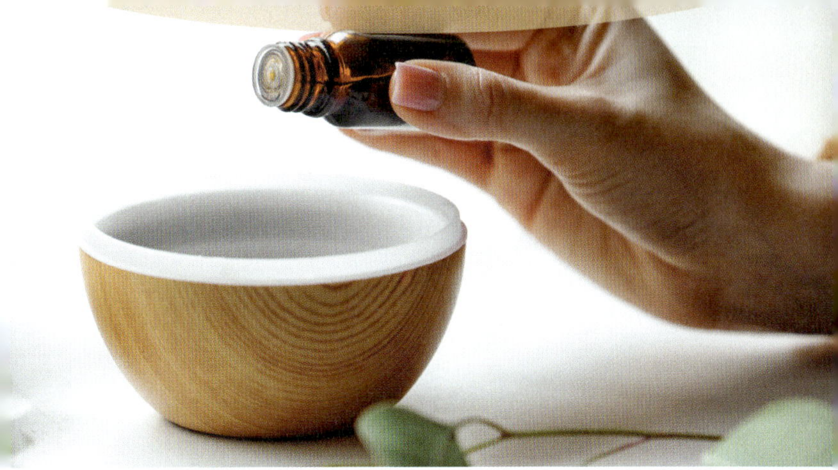

die Aufnahme von Sauerstoff und die Abwehr von Pathogenen, was das Immunsystem stärkt.

Diese ätherischen Öle leisten durch ihre einzigartigen biochemischen Merkmale einen vielfältigen Beitrag zur Stärkung des Immunsystems. Sie wirken effektiv gegen Mikroorganismen, mindern indirekt Stress und fördern allgemein die Ausgewogenheit und Harmonie der körperlichen Prozesse.

So wendet man ätherische Öle richtig an: Um von den Vorteilen ätherischer Öle für das Immunsystem zu profitieren, können die Öle auf verschiedene Weise verwendet werden, einschließlich dem Vernebeln im Aroma-Diffuser, äußerlicher Anwendung nach Verdünnung mit einem Trägeröl oder Inhalation. Solltest du hochwirksame ätherische Öle vielleicht zum ersten Mal anwenden wollen, bitte lies unbedingt die »Richtlinien zur sicheren Anwendung ätherischer Öle« im Anhang durch. Dampfdestillierte ätherische Öle sind hoch konzentriert und werden großflächig auf der Haut stets mit reinem Pflanzenöl (Massageöl) gemischt aufgetragen.

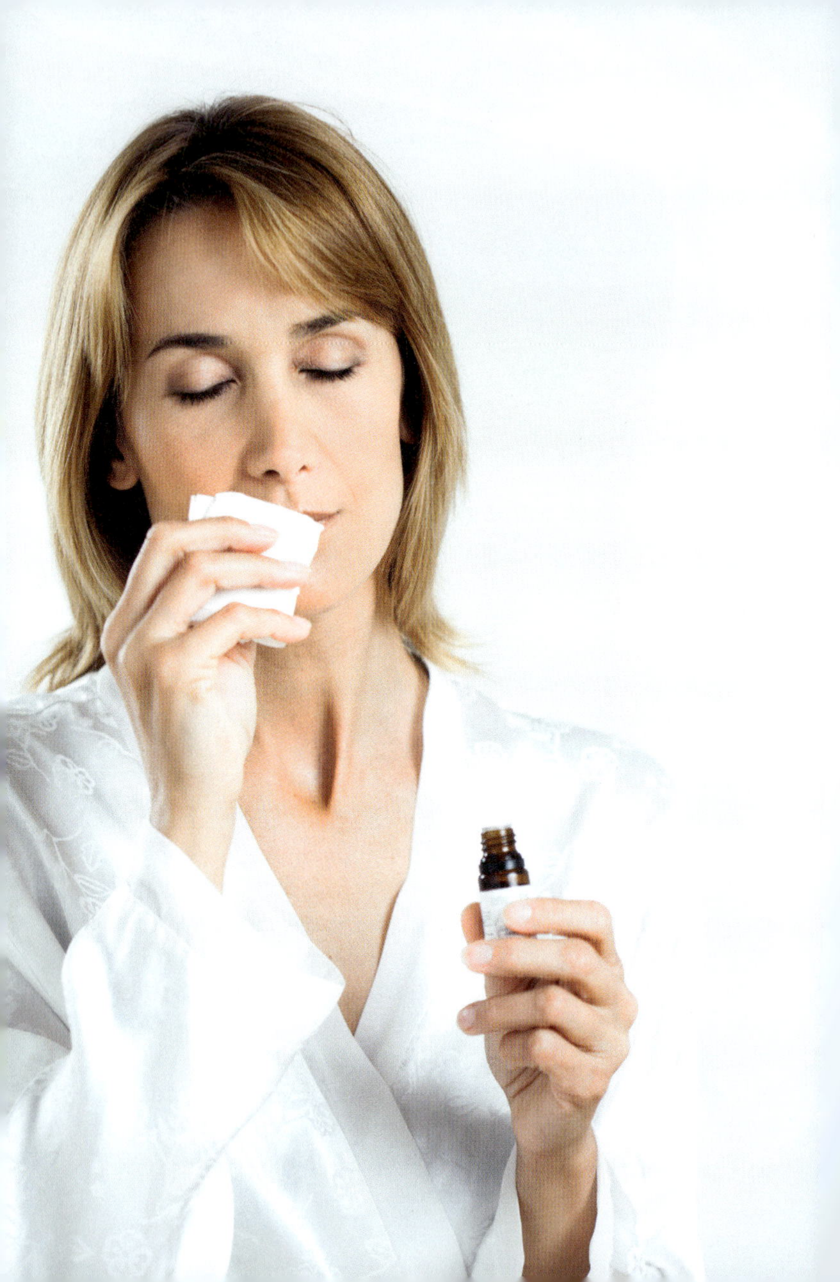

3

Abwehrfront Erkältung: Immunsystem in Aktion

»Die größte Seuche unserer Zeit ist die Angst vor Krankheiten.«

– Edward Bach –

Bei einer Erkältung, die in der Regel durch Viren verursacht wird, aktiviert das Immunsystem verschiedene Abwehrmechanismen, um die Infektion zu bekämpfen und auszuschalten. Wie es gegen Erkältungsviren vorgeht, das zeigen die folgenden Schritte:

Erkennung des Virus: Das Immunsystem erkennt eindringende Viren mithilfe von Rezeptoren auf den Oberflächen von Immunzellen. Diese Rezeptoren erkennen spezifische Strukturen auf den Viren, die als Antigene bekannt sind.

Die angeborene Immunantwort: Als erste Reaktion auf die Infektion setzt das angeborene Immunsystem eine Reihe von Abwehrmechanismen in Gang. Zu diesen Mechanismen gehören:

- **Freisetzung von Interferonen:** Diese Proteine werden von infizierten Zellen produziert und wirken, indem sie benachbarte Zellen vor der Infektion warnen und die Virusreplikation hemmen.
- **Aktivierung von Makrophagen und neutrophilen Granulozyten:** Diese Immunzellen können Viren und infizierte

Zellen phagozytieren (fressen) und durch die Freisetzung von Enzymen und toxischen Substanzen zerstören.

Die adaptive (erworbene) Immunantwort: Wenn die angeborene Immunantwort nicht ausreicht, um die Infektion zu beseitigen, wird die adaptive Immunantwort aktiviert. Diese ist spezifischer und umfasst:

- **T-Zellen:** Zytotoxische T-Zellen erkennen und zerstören direkt virusinfizierte Zellen. Helfer-T-Zellen koordinieren die Immunantwort, indem sie andere Immunzellen aktivieren.
- **B-Zellen und Antikörperproduktion:** B-Zellen produzieren Antikörper gegen die Viren. Diese Antikörper binden spezifisch an die Viren und markieren sie für die Zerstörung durch andere Immunzellen, neutralisieren die Viren direkt oder verhindern ihre Bindung und das Eindringen in die Wirtszellen.

Entzündungsreaktion: Die Aktivierung des Immunsystems führt auch zu einer Entzündungsreaktion, die durch die Erweiterung der Blutgefäße und den vermehrten Blutfluss in das betroffene Gebiet gekennzeichnet ist. Symptome einer Entzündung, wie Rötung, Schwellung, Hitze und Schmerz können auftreten, aber bei einer Erkältung sind typischerweise Symptome wie Fieber, Husten, Halsschmerzen und Schnupfen häufiger.

Auflösung der Infektion und Immunologisches Gedächtnis: Nach erfolgreicher Abwehr der Erkältungsviren baut das Immunsystem die Entzündung ab und kehrt zur Normalität zurück. Das adaptive (erworbene) Immunsystem behält ein Gedächtnis der Erreger, was zu einer schnelleren und effektiveren Reaktion bei zukünftigen Infektionen mit demselben Virus oder ähnlichen Viren führt.

Dieser mehrstufige Prozess ermöglicht es dem Immunsystem, die durch Erkältungsviren verursachte Infektion effektiv zu bewältigen und den Körper zu schützen.

So stärkst du dein Immunsystem

Diese Strategien werden dir helfen, den gestressten Alltag auszubalancieren und dich wohler zu fühlen. Indem du auf deinen Körper und deine Bedürfnisse achtest, kannst du deine Gesundheit und dein Wohlbefinden erheblich verbessern. Denke daran, dass jeder Mensch individuell ist und es ratsam ist, diejenigen Strategien zu finden und auszuwählen, die am besten zu dir passen.

Entspannungsübungen: Regelmäßige Entspannungsübungen wie Atemübungen, progressive Muskelentspannung oder Yoga, Gebet und Meditation können dazu beitragen, Stress abzubauen und die Immunfunktion zu verbessern. Diese Techniken entspannen den Körper und tragen unmittelbar dazu bei, das Stresshormon Kortisol zu reduzieren.
Regelmäßige körperliche Aktivität: Sport und Bewegung sind nicht nur gut für die körperliche Gesundheit, sondern auch für die Stressbewältigung und das Immunsystem. Regelmäßige körperliche Aktivität hilft Stress abzubauen, die Stimmung zu verbessern und die Immunantwort zu stärken.

Ausreichend Schlaf: Schlafmangel beeinträchtigt das Immunsystem nicht nur, sondern erhöht auch den Stress. Sorge für ausreichend Schlaf, indem du eine regelmäßige Schlafenszeit festlegst und vor dem Zubettgehen eine entspannende Routine durchführst.

Soziale Unterstützung: Umgib dich mit unterstützenden Menschen und pflege soziale Kontakte. Ausgeprägte soziale Bindungen können dazu beitragen, das Gefühl von Schutz und Geborgenheit zu erleben. Das wiederum baut Stress ab und stärkt das Immunsystem.

Immunsystem in Ausbildung: Kinder und ihre Anfälligkeit für grippale Infekte

Kinder werden häufiger von Erkältungen und grippalen Infekten heimgesucht als Erwachsene, was hauptsächlich auf ihr sich noch entwickelndes Immunsystem zurückzuführen ist. Im Folgenden einige Gründe, warum Kinder anfälliger für Infektionen sind:

- **Unreifes Immunsystem:** Das Immunsystem von Kindern steckt noch in der Entwicklung und hat weniger Erfahrung mit Krankheitserregern. Während die körpereigene Abwehr mit jeder neuen Begegnung mit Viren und Bakterien lernt und stärker wird, macht diese anfängliche Unreife Kinder anfälliger für Infektionen.
- **Häufige Aussetzung in Gemeinschaftseinrichtungen:** Kinder, insbesondere diejenigen, die Kindergärten oder Schulen besuchen, sind regelmäßig einer großen Anzahl von Krankheitserregern ausgesetzt. In solchen Umgebungen können Viren und Bakterien leicht von Kind zu Kind

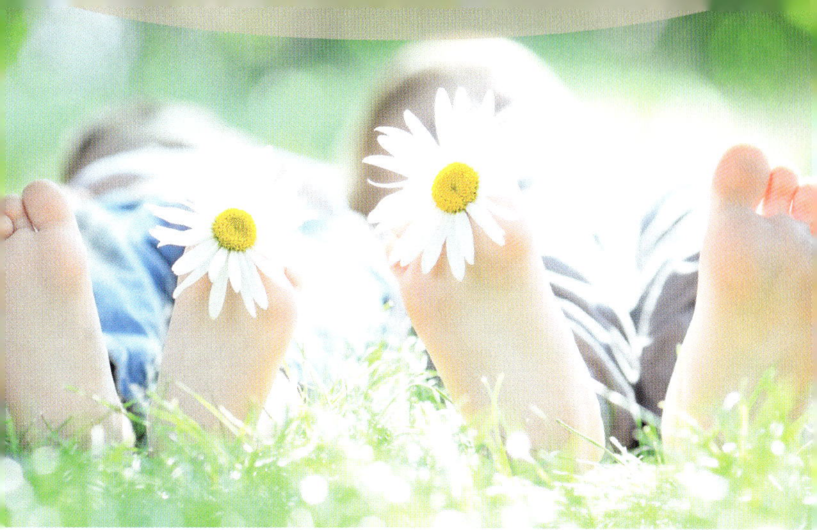

übertragen werden, insbesondere weil Kinder oft engen körperlichen Kontakt haben und sich wohl nicht immer an Hygienepraktiken halten, wie z. B. regelmäßiges Händewaschen.

- **Neuartige Exposition gegenüber Krankheitserregern:** Viele Viren und Bakterien, denen Kinder begegnen, sind für ihr Immunsystem neu. Im Gegensatz zu Erwachsenen, deren Immunsystem im Laufe der Zeit ein Gedächtnis für viele Krankheitserreger entwickelt hat, haben Kinder diesen Immunschutz noch nicht aufgebaut.
- **Verhalten und Hygienegewohnheiten:** Kinder neigen dazu, ihre Umgebung durch Berühren und manchmal durch das Stecken von Gegenständen in den Mund zu erkunden. Diese Verhaltensweisen können das Risiko einer Krankheitsübertragung natürlich erhöhen. Zudem ist die korrekte Hygienepraxis, wie das Bedecken von Mund und Nase beim Husten oder Niesen, eine Fähigkeit, die Kinder erst lernen müssen.

- **Entwicklung des Immunologischen Gedächtnisses:** Jede Infektion hilft dem Immunsystem, ein »Gedächtnis« gegen spezifische Erreger zu entwickeln. Kinder bauen dieses Gedächtnis erst auf, was bedeutet, dass sie bei Erstinfektionen mit bestimmten Viren oder Bakterien anfälliger sind.

Diese Faktoren zusammen bedeuten, dass Kinder ein höheres Risiko haben, sich häufiger zu erkälten oder grippale Infekte zu bekommen, insbesondere in ihren ersten Lebensjahren, wenn sie beginnen, mit anderen Kindern in Kontakt zu kommen und ihr Immunsystem sich weiterentwickelt.

Kleine Helden, große Abwehr: So stärkst du das Immunsystem deiner Kinder

Wie können wir unseren kleinen Schniefnasen das Leben mit Erkältungen ein wenig erleichtern? Ätherische Öle bieten dafür eine sanfte und natürliche sowie außerordentlich effektive Unterstützung. Diese duftenden Essenzen schaffen aufgrund ihrer reinigenden, beruhigenden und stärkenden Eigenschaften oft sofortige Linderung. Im Folgenden findest du einige Ideen, wie du deinen Kindern mit ätherischen Ölen helfen kannst, das kindliche Immunsystem zu stärken und Erkältungen effektiv vorzubeugen.

Erkältungen effektiv vorbeugen

Kinder achten gewöhnlich nicht auf das Händewaschen, wenn sie vielbenutzte Türklinken oder andere Gegenstände berühren. Dadurch hat ein Erkältungsvirus leichtes Spiel. Es wartet nur darauf, von der Hand in den Mund zu gelangen. Die Kleinen stecken das Spielzeug in den Mund, und wenn ein Kind niest, verbreiten sich die Krankheitserreger blitzschnell in der Atemluft.

Die Atemluft: Bist du im Kindergarten oder in der Schule tätig, achte darauf, regelmäßig zu lüften. Lasse einen Aroma-Diffuser zur Reinigung der Atemluft laufen. Das schützt die Kinder nicht nur vor Ansteckung, sondern beruhigt und bringt eine angenehme Atmosphäre in den Raum. Mandarinenöl ist ein besonderes Lieblingsöl der Kinder.

Die Abwehr von Keimen: Als Eltern schalten wir morgens vor dem Kindergarten oder der Schule, etwa beim Frühstück, den Aroma-Diffuser ein und wieder, wenn die Kinder nach Hause kommen. Der Duft macht nicht nur glücklich, wenn man nach einem oft stressvollen Arbeits- beziehungsweise Schultag nach Hause kommt. Die Kraft der ätherischen Öle eliminiert auch die Pathogene, die auf der Kleidung der heimkehrenden Schulkinder haften könnten.

Sauberkeit: Das regelmäßige Händewaschen kann neben der lästigen Pflicht auch Spaß machen, wenn du eine Schaumseife bereitstellst, die antimikrobielle ätherische Öle enthält und bezaubernd duftet. Das Aroma von Zitrone, Gewürznelke, Zimt oder Eukalyptus beflügelt und wirkt dabei ganz unbemerkt antimikrobiell.

Aromaküche: Ein Tropfen Orangenöl in den Tee, ein Tropfen Zimtöl in den Kuchen, ein Tropfen Rosmarinöl in die Suppe – ätherische Öle zaubern ein unvergessliches Aroma in unser Essen. Was aber noch wichtiger ist, sie folgen demselben Weg in unseren Körper wie die Krankheitserreger und beginnen sogleich aufzuräumen.

Eltern, die ihre Kinder mit ätherischen Ölen verwöhnen und schützen, erzählen oft, dass – obwohl die ganze Klasse krank ist – ihre Kinder nicht krank geworden sind. Sollten sie dennoch einmal eine Erkältung eingefangen haben, werden sie viel schneller wieder gesund. Das ist der Vorteil von antimikrobiellen, immununterstützenden ätherischen Ölen!

Kinderleicht: Erkältungen mit ätherischen Ölen sanft lindern

Eine beruhigende Atmosphäre schaffen

Verneble im Raum ein paar Tropfen Lavendelöl in einem Aroma-Diffuser, um dein quengeliges Kind zu beruhigen. Lavendelöl ist bekannt für seine zutiefst entspannende Wirkung. Es kann helfen, den heilsamen Schlaf zu fördern und Stress abzubauen, der oft mit Krankheiten einhergeht.

Pathogene in der Atemluft eliminieren

Teebaumöl hat natürliche antimikrobielle Eigenschaften, die es zu einer guten Wahl für die Linderung von Erkältungssymptomen macht. Es kann zur Reinigung der Luft beitragen, wenn es in einem Diffuser verwendet wird. Für eine äußerliche Anwendung sollte Teebaumöl immer stark verdünnt werden, besonders bei Kindern.

Gefährliches Fieber senken

Fieber ist heilsam. Es »verbrennt« die Krankheitskeime. Sollte das Fieber bedrohlich ansteigen, reibe einen Tropfen Pfefferminzöl auf die Fußsohlen des Kindes. Das bringt Kühlung und senkt das Fieber in kürzester Zeit.

Beachte, dass Pfefferminzöl aufgrund seines Mentholgehalts für Kinder unter sieben Jahren nicht äußerlich im Hals- oder Brustbereich angewendet werden darf. Der Geruch ist so stark und könnte dem kleinen Kind den Atem rauben.

Die verstopfte Nase befreien

Für ein Gesichtsdampfbad nimm eine Schüssel heißes Wasser mit einem Tropfen *Eucalyptus radiata*, das milder als andere Eukalyptusarten und daher sicherer für die Anwendung bei Kindern ist. Lege ein Handtuch über den Kopf des Kindes, um den duftenden Dampf einzufangen. Diese Inhalation hilft dabei, die Atemwege zu befreien und das Atmen zu erleichtern.

Beachte, dass Eukalyptusöl für Kinder unter zehn Jahren mit Vorsicht verwendet werden sollte.

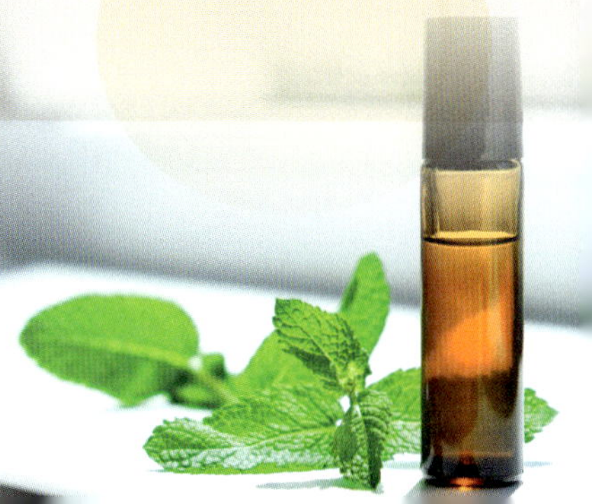

Roll-On-Rezept mit ätherischen Ölen für Kinder

Dieses sanfte Roll-On-Rezept ist speziell für Kinder konzipiert, um die Atmung bei Erkältungen und verstopfter Nase zu erleichtern. Die natürlichen ätherischen Öle sorgen für Wohlbefinden und eine beruhigende Atmosphäre, ideal für die nächtliche Ruhe.

- 10 ml fraktioniertes Kokosöl (als Trägeröl)
- 1 Tropfen ätherisches Lavendelöl (beruhigend und entspannend)
- 1 Tropfen ätherisches Eukalyptusöl (Eucalyptus radiata ist milder und für Kinder ab 2 Jahren geeignet.)
- 1 Tropfen ätherisches Teebaumöl (für seine reinigenden Eigenschaften)

In ein 10-ml-Roll-On-Fläschchen füge das Trägeröl hinzu. Lasse dabei oben etwas Platz für die Öle und den Roll-On-Einsatz. Gib jeweils einen Tropfen Lavendelöl, Eukalyptusöl und Teebaumöl dazu und mische alles gründlich.

Zur Anwendung rolle den Mix sanft auf Brust, Rücken und Füße des Kindes, besonders vor dem Schlafengehen. Vermeide den Kontakt mit Augen, Mund und Nasenöffnungen.

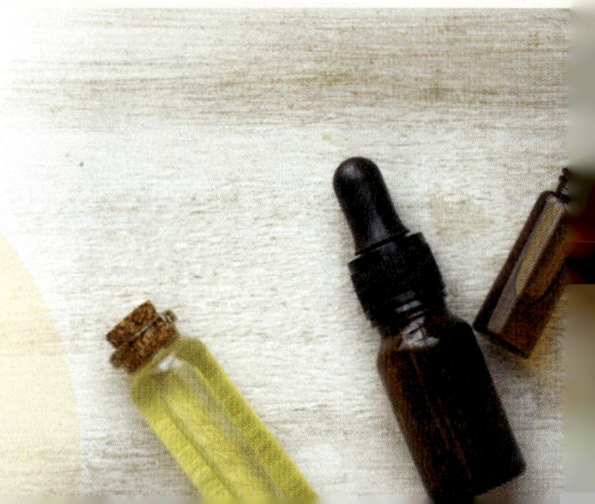

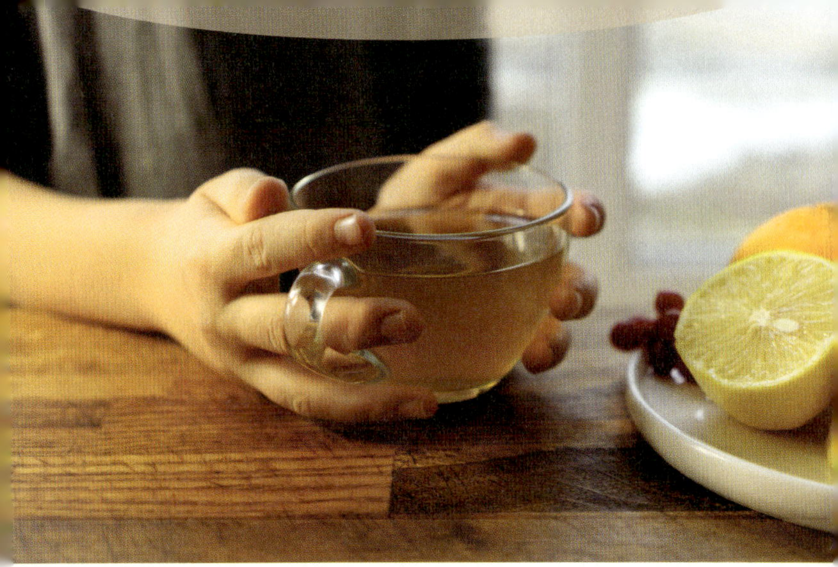

Zaubertrank für kleine Abenteurer:
Kräutertee zur Immunstärkung

- 1 Teil Echinacea (stärkt die Immunabwehr)
- 1 Teil Kamille (beruhigend und entzündungshemmend)
- 1 Teil Holunderblüten (antiviral, unterstützt das Immunsystem)
- 1 Teil Ingwer (wärmend und immunstärkend)

Mische die Kräuter zu gleichen Teilen. Nimm 1 Teelöffel der Mischung pro Tasse kochendem Wasser. Lasse den Tee 10–15 Minuten zugedeckt ziehen. Seihe ab und gib bei Bedarf einen Teelöffel Honig hinzu. Natürlich kannst du statt Kamillenblüten und frischem Ingwer je ½ Tropfen ätherisches Kamillen- und Ingweröl verwenden. (Einen halben Tropfen erhältst du, indem du einen Zahnstocher in das Ölfläschchen steckst und damit das Teewasser umrührst.)

Sanfte Linderung: Hustenbonbons selbst gemacht

Diese Hustenbonbons sind eine natürliche Methode, um den Hals zu beruhigen und Husten bei Kindern sanft zu lindern. Mit nur wenigen Zutaten und dem Zusatz von Honig und ätherischen Ölen bieten diese Bonbons eine wohltuende Alternative zu herkömmlichen Hustenmitteln. Ideal für Kinder ab 5 Jahren.

- 1 Tasse Rohrzucker
- ½ Tasse Wasser
- 2 Esslöffel Honig (antibakteriell und beruhigend)
- 1 Esslöffel Zitronensaft (reich an Vitamin C)
- 1 Tropfen ätherisches Lavendelöl (für Entspannung)
- 1 Tropfen ätherisches Thymianöl (unterstützt die Atemwege, optional, sicher für Kinder ab 5 Jahren)

Vorbereitung: Lege ein Backblech mit Backpapier aus und besprühe es leicht mit einem nicht aromatisierten Kochspray oder benutze Bonbonformen.

Zuckerlösung herstellen: In einem mittelgroßen Topf Zucker, Wasser, Honig und Zitronensaft bei mittlerer Hitze unter ständigem Rühren erhitzen, bis der Zucker vollständig aufgelöst ist.

Kochen: Erhöhe die Hitze und lasse die Mischung ohne Rühren köcheln, bis sie eine Temperatur von 150°C erreicht (ein Zuckerthermometer ist hier sehr hilfreich). Die Mischung sollte dickflüssig und goldbraun sein.

Ätherische Öle hinzufügen: Vom Herd nehmen und die ätherischen Öle einrühren. Achte darauf, dass die Öle gleichmäßig verteilt werden.

Formen: Gieße die Mischung vorsichtig auf das vorbereitete Backblech oder in die Bonbonformen. Wenn die Mischung auf einem Backblech ausgegossen wird, warte einige Minuten, bis sie leicht abkühlt, aber noch formbar ist, und schneide sie dann mit einer geölten Schere oder einem Messer in kleine Stücke oder gib sie in Bonbonformen.

Aushärten lassen: Lasse die Bonbons vollständig abkühlen und härten. Dies kann je nach Raumtemperatur mehrere Stunden dauern.

Lagern: Wickle die einzelnen Bonbons in Wachspapier ein und bewahre sie in einem luftdichten Behälter auf.

Diese Hustenbonbons bieten eine sanfte und natürliche Möglichkeit, den Hals zu beruhigen und sind eine freundliche Erinnerung daran, dass manche Heilmittel einfach und natürlich sein können und gut schmecken.

Husten lindern mit einem duftenden Umschlag

Tauche eine Windel oder ein Tuch in angenehm warmes Wasser, dem du je einen Tropfen Lavendelöl und *Eucalyptus-radiata* zugesetzt hast, wringe es gut aus und lege es auf die Brust des Kindes. Decke mit Plastik und einem trockenen Tuch ab und lege gegebenenfalls eine Wärmeflasche auf.

Rezept für eine beruhigende Brustsalbe:

- 2 Tropfen ätherisches Lavendelöl
- 2 Tropfen ätherisches Teebaumöl
- 1 Tropfen ätherisches Eucalyptus-radiata-Öl
- 30 ml Kokosöl als Basis

Mische die ätherischen Öle mit dem Kokosöl und bewahre die Mischung in einem sauberen Glas auf. Trage eine kleine Menge der Salbe auf die Brust oder den Rücken des Kindes auf, um Erleichterung bei Erkältungssymptomen zu schaffen. Vermeide den Kontakt mit Augen und Schleimhäuten und führe vor der Anwendung einen Hautverträglichkeitstest durch.

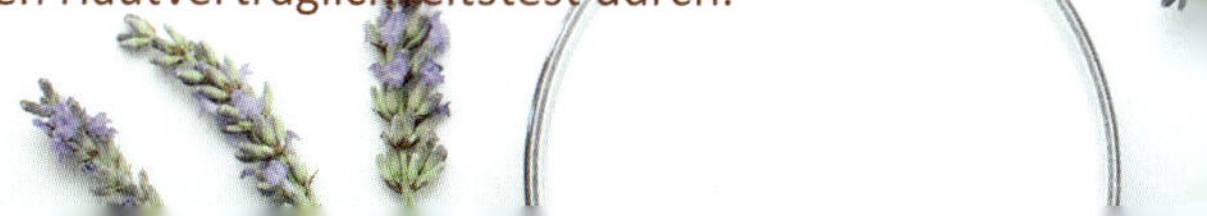

Sicherheitshinweise für Kinder:

- Ätherische Öle sollten bei Babys und Kindern immer stark verdünnt und mit Vorsicht verwendet werden.
- Vermeide unbedingt die Anwendung von »heißen« Ölen wie Oregano, Zimt und Nelke auf der Haut von Kindern oder verdünne sie besonders stark.
- Schütze die Augen und Ohren deines Kindes vor direktem Kontakt mit ätherischen Ölen.
- Führe immer zuerst einen Hauttest durch, um sicherzustellen, dass keine allergische Reaktion auftritt.

Junges Immunsystem auf dem Prüfstand: Kinderspezifische Herausforderungen

Das Immunsystem von Kindern steht vor besonderen Herausforderungen, da es sich noch entwickelt und an verschiedene Umweltbedingungen anpassen muss. Im Folgenden findest du einige der Herausforderungen, mit denen das Immunsystem von Kindern konfrontiert ist.

Infektionskrankheiten: Kinder sind oft in Kontakt mit Infektionskrankheiten wie Erkältungen, Grippe, Masern oder Windpocken. Ihr Immunsystem muss sich mit diesen Erregern auseinandersetzen und eine angemessene Immunantwort entwickeln. Dies ist eine wichtige Phase, in der die Körperabwehr lernt, Krankheitserreger zu erkennen und darauf zu reagieren.

Allergien und Asthma: Allergische Erkrankungen wie Heuschnupfen oder Asthma treten bei Kindern häufiger auf als bei Erwachsenen. Das Immunsystem von Kindern kann eine überempfindliche Reaktion auf bestimmte Substanzen, wie Pollen oder Lebensmittel zeigen. Dies kann zu allergischen Symptomen führen und das Immunsystem belasten.

Umweltfaktoren: Kinder können verschiedenen Umweltfaktoren ausgesetzt sein, die das Immunsystem beeinflussen. Dazu gehören Luftverschmutzung, Chemikalien in Haushaltsprodukten oder Pestizide in Lebensmitteln. Diese beeinträchtigen das Immunsystem von Kindern unbemerkt und führen zu einem erhöhten Risiko für Infektionen oder allergische Erkrankungen.

Mit ätherischen Ölen haben wir Eltern es leicht, unsere Familie gesund und nachhaltig zu unterstützen. In meinem Ratgeber »Ätherische Öle gegen Umweltgifte« (mariaschasteen.com) findest du die Gefahren der heutigen Toxine in Luft, Wasser, Nahrung sowie Kosmetik- und Putzmitteln und die einfache Lösung dafür. Ätherische Öle sind dabei deine besten Begleiter.

Ernährung und Lebensstil: Eine unausgewogene Ernährung und ein ungesunder Lebensstil können das Immunsystem von Kindern schwächen. Ein Mangel an wichtigen Nährstoffen wie Vitaminen, Mineralstoffen und Antioxidantien beeinträchtigen die Immunfunktion. Zudem belastet ein Mangel an Bewegung, unzureichender Schlaf und erhöhter Stress die Abwehr zusätzlich.

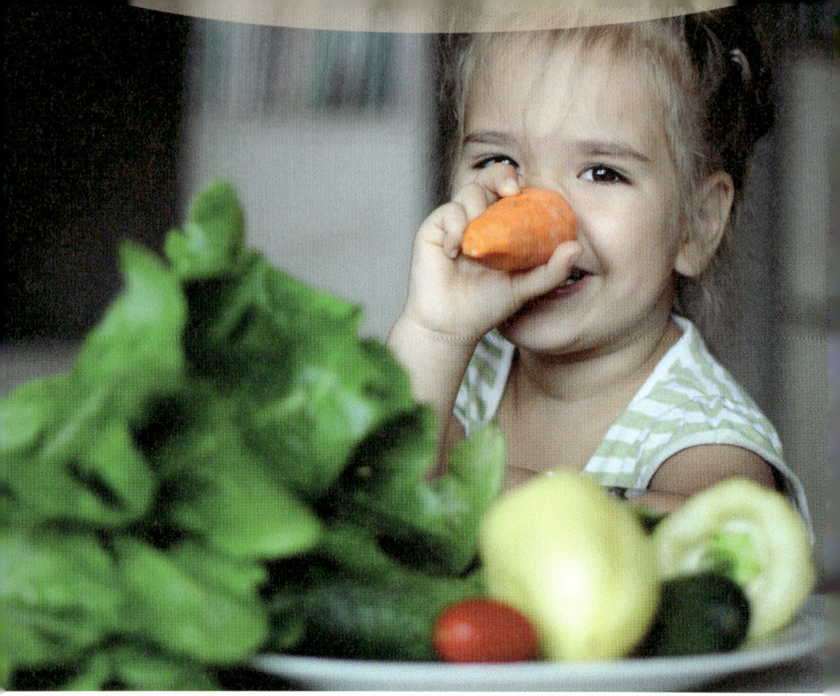

Diese Herausforderungen zu erkennen und geeignete Maßnahmen zu ergreifen, unterstützt das Immunsystem von Kindern ungemein. Eine ausgewogene Ernährung, ausreichend Schlaf, regelmäßige körperliche Aktivität und Maßnahmen zur Reduzierung von Umweltbelastungen sowie gute Hygienegewohnheiten tragen zu einem starken und widerstandsfähigen kindlichen Immunsystem bei.

Essen, Spielen, Lachen: Rezepte für ein gesundes Kinderleben

Eine gesunde Ernährung und Lebensweise sind von entscheidender Bedeutung für die Entwicklung und das Wohlbefinden von Kindern. Im Folgenden findest du einige Tipps, um

Kindern eine gesunde Ernährung und Lebensweise näherzubringen.

Biete eine Vielfalt an Lebensmitteln an: Integriere verschiedene Obst- und Gemüsesorten, Vollkornprodukte, gesunde Proteine und Fette in die Mahlzeiten deines Kindes. Versuche verschiedene Farben, Texturen und Geschmacksrichtungen einzuführen, um das Interesse an gesunden Lebensmitteln zu wecken.

Begrenze zuckerhaltige Getränke und Snacks: Reduziere den Konsum von zuckersüßen Getränken wie Limonaden und Fruchtsäften. Ermutige dein Kind dazu, Wasser oder ungesüßten Tee zu trinken. Beschränke auch den Konsum von zuckerhaltigen Snacks und Süßigkeiten und biete stattdessen gesunde Alternativen wie frisches Obst oder Nüsse an.

Gemeinsame Mahlzeiten: Nimm dir Zeit für gemeinsame Mahlzeiten als Familie. Dies fördert nicht nur die Familienbindung, sondern bietet auch Gelegenheit, gesunde Essgewohnheiten vorzuleben. Versuche stressfreie und angenehme Mahlzeiten zu schaffen, bei denen das Kind in die Auswahl und Zubereitung einbezogen wird.

Indem du eine gesunde Ernährung und Lebensweise vorlebst und diese in den Alltag integrierst, kannst du dein Kind dazu ermutigen, gesunde Gewohnheiten zu entwickeln. Der Gaumen wird für das ganze Leben konditioniert. Denke daran, dass jeder Schritt in Richtung einer gesunden Lebensweise einen positiven Einfluss auf die Gesundheit und das Wohlbefinden deines Kindes haben wird.

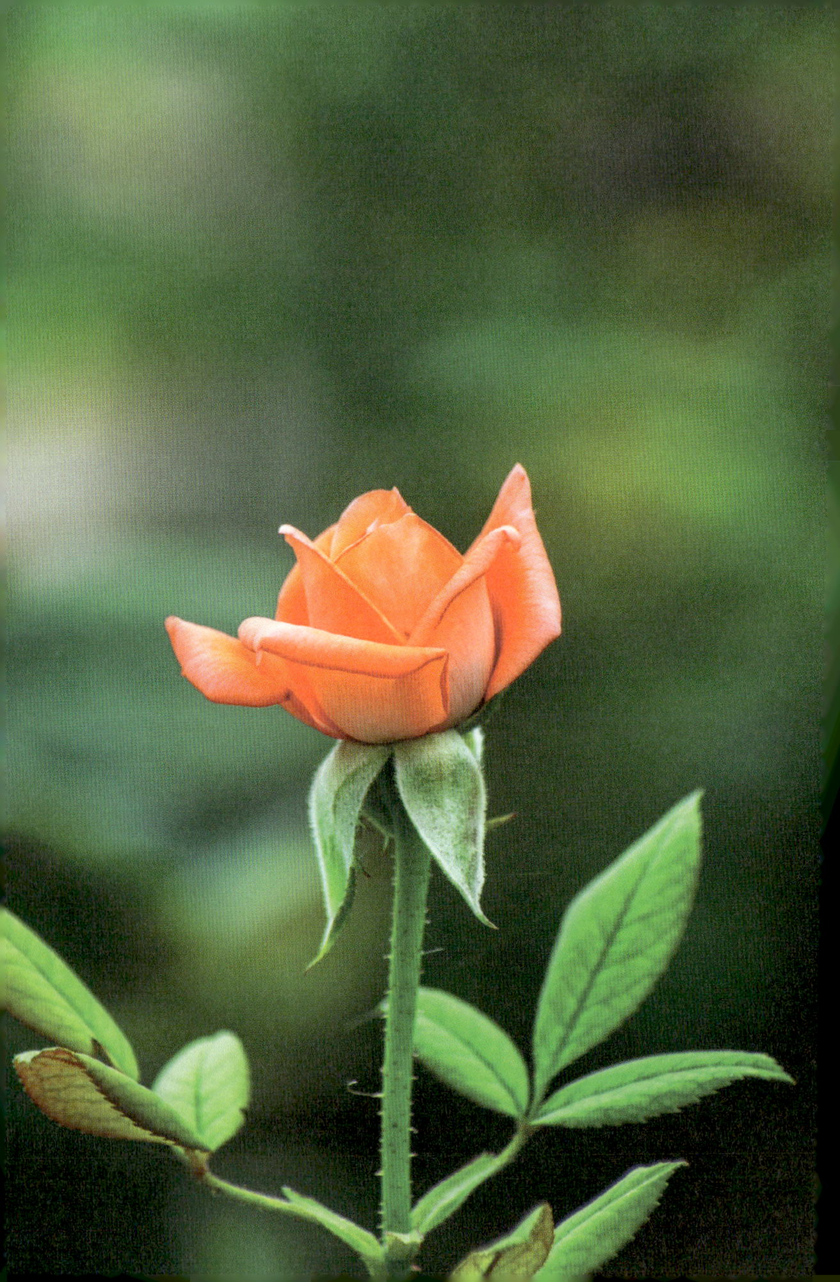

4

Unter Druck: Die Verbindung zwischen Stress und Immunabwehr

»Krankheiten befallen uns nicht aus heiterem Himmel, sondern entwickeln sich aus täglichen Sünden gegen die Natur.«
– Hippokrates –

Was könnte wohl beruhigender in einem von Stress gezeichneten Alltag sein als der liebliche »Duft einer Rose«? Düfte erreichen unmittelbar das limbische System unseres Gehirns und begegnen dort Traurigkeit, Angst, Depressionen und anderen emotionalen Belastungen, die wir mit uns herumtragen. Sie beginnen diese sogleich von den niedrigen, das Immunsystem strapazierenden Frequenzen, auf ihre hohe Schwingungsebene anzuheben. Diese Kunst ist speziell ätherischen Ölen zu eigen. Nahrung oder Medikamente arbeiten auf dem gleichen Schwingungsprinzip, aber können sich nicht mit der feinstofflichen Musik ätherischer Öle vergleichen. Diese sind in einem Orchester wie die singende Geige, die über den Grundtönen schwebt und die Melodie mit Höhen und Tiefen und einer berührenden Harmonie bereichert, die zu Herzen geht.

Duftende Harmonie: Wie ätherische Öle Stress vertreiben und das Immunsystem stärken

Ätherische Öle nehmen unbemerkt eine besondere Rolle ein, denn durch einfaches Einatmen gelangen sie mühelos in unseren Körper und bis in jede unserer 100 Billionen Zellen, um Homöostase (Gleichgewicht der physiologischen Körperfunktionen) zu fördern. Sie schenken Ruhe und Frieden, glätten die Sorgenfalten, wärmen unser Herz, erhellen unsere Gedanken und führen uns zurück in ein natürliches Gleichgewicht, das unserem Wesen zutiefst entspricht.

Neben ätherischen Ölen ist es jede liebevolle Geste, die das Herz erwärmt, Ruhe spendet und Freude in unser Leben bringt, die unser Immunsystem unterstützt. Sei es durch den Genuss wohlriechender Aromen, das Lauschen einer sanften Melodie, Singen und Lachen, den Verzehr nährstoffreicher Lebensmittel oder einen ruhigen Spaziergang durch einen duftenden Nadelwald – all das, was uns innerlich zum Lächeln bringt, nährt unsere Abwehrkräfte.

Durch Stress ausgelöste Entzündungen – wie dein Immunsystem bröckelt

Stress gilt als einer der größten Feinde für unsere körpereigene Abwehr. Kaum ein anderer Faktor setzt ihr so zu wie Stress. Er bringt Entzündungsreaktionen in Gang, die als Auslöser für zahlreiche Erkrankungen gelten.

Stell dir vor, dein Körper ist ein friedliches Königreich, das von einem weisen und gütigen Herrscher regiert wird – dem Immunsystem. Dieses Reich ist wohlorganisiert und lebt in Harmonie, wobei jedes Organ, jede Zelle und jedes Molekül seine spezifische Rolle hat, um das Wohlergehen des gesamten Reiches zu sichern.

Eines Tages erreicht ein mächtiger Drache namens Stress das Land. Stress ist listig und unvorhersehbar und greift aus verschiedenen Richtungen an. Er kann die Form von Arbeit, persönlichen Herausforderungen oder emotionalen Belastungen annehmen. Der Drache fliegt über das Königreich und hinterlässt eine Spur der Verwüstung, indem er Feuer speit – das sind die Entzündungen. Anfangs ist das Land gut gerüstet, um kleinere Angriffe abzuwehren. Das Immunsystem mobilisiert seine Ritter – die weißen Blutkörperchen –, um die Flammen zu löschen und die Ordnung wiederherzustellen. Doch je öfter der Drache angreift und je stärker seine Attacken werden, desto erschöpfter werden die Ritter und desto schwieriger wird es für sie, die Flammen zu kontrollieren.

Mit der Zeit fangen die anhaltenden Angriffe des Drachen an, das Reich zu schwächen. Die Mauern – die Barriere des Körpers gegen Infektionen – beginnen zu bröckeln, und die Einwohner des Königreichs – die Zellen und Organe des Körpers – leiden. Die ständigen Entzündungsfeuer schaden dem friedlichen Leben im ganzen Land, und die Ressourcen, die zur Reparatur und zum Wiederaufbau benötigt werden, sind erschöpft.

In dieser Geschichte repräsentiert der Drache Stress, der unaufhörlich Entzündungsfeuer im Körper entfacht. Die Entzündungsfeuer stehen für die körperliche Reaktion auf den Stress, die, wenn sie unkontrolliert bleiben, zu verschiedenen Gesundheitsproblemen führen können, wie Herzkrankheiten,

Autoimmunerkrankungen und anderen chronischen Zuständen.

Um das Königreich zu retten, muss der weise Herrscher – du – Strategien entwickeln, um den Drachen zu zähmen und seine Angriffe zu minimieren. Dazu gehören Stressmanagement-Techniken wie Meditation, regelmäßige Bewegung, ausreichender Schlaf und eine ausgewogene Ernährung. Indem der Drache gezähmt wird, können die Flammen der Entzündung gelöscht und das Königreich – der Körper – kann wieder in seinen natürlichen Zustand der Harmonie und Gesundheit zurückkehren.

Das Entsatzheer der Natur: Ätherische Öle als Retter in der Not

Inmitten der Verzweiflung und des Chaos, die der Drache Stress in unserem friedlichen Land angerichtet hat, tauchten mächtige Verbündete auf, die aus den tiefsten Wäldern, den höchsten Bergen, den blühenden Feldern und den versteckten Gärten kamen – die ätherischen Öle. Diese Verbündeten waren nicht nur gewöhnliche Krieger; sie waren magisch, jedes mit einzigartigen Fähigkeiten ausgestattet, die speziell dazu bestimmt waren, dem Drachen das Handwerk zu legen und die durch ihn entfachten Entzündungsfeuer zu löschen.

Lavendel, bekannt als der Ritter der Entspannung, ritt voran. Mit seinem beruhigenden Duft hüllte er das ganze Reich ein und beruhigte die aufgewühlten Gemüter der Bewohner. Die Flammen der Angst und Sorgen, die der Drache gesät hatte, begannen unter der Einwirkung von Lavendel zu schwinden.

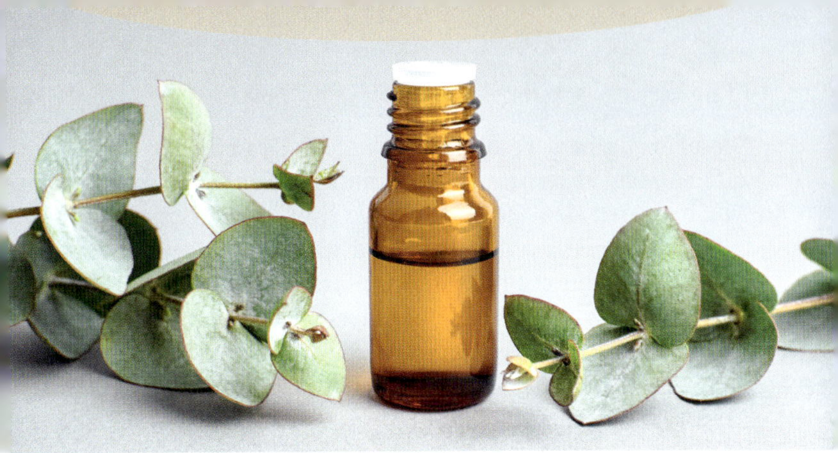

Dann kam **Weihrauch**, der Weise, der mit seiner Fähigkeit, die Meditation zu vertiefen und das spirituelle Wohlbefinden zu fördern, die innere Kraft des Königreichs stärkte. Unter seiner Führung fanden die Einwohner wieder die Ruhe und den Frieden, den sie benötigten, um die Angriffe des Drachen besser zu bewältigen.

Teebaum und Eukalyptus, die Wächter der Reinheit, verbreiteten ihre kräftigen, reinigenden Düfte durch die Lüfte. Sie schufen eine Barriere, die das Eindringen weiterer entzündungserregender Kreaturen, die dem Drachen folgten, verhinderte. Ihre antiseptischen Eigenschaften halfen, die Wunden zu heilen, die der Drache hinterlassen hatte.

Pfefferminze, der Muntermacher, wehte durch das Königreich und erweckte die müden Krieger und Bürger mit seinem belebenden Duft. Seine kühle Brise reichte aus, um den Nebel der Erschöpfung zu lichten, der sich über das Land gelegt hatte, und schenkte den Einwohnern neue Energie.

Diese magischen Verbündeten bildeten durch ihre effektiv aufeinander abgestimmte Zusammenarbeit eine mächtige Allianz gegen den Drachen Stress. Ihre aromatischen Kräfte wirkten präzise zusammen und waren aufeinander abgestimmt, um die entflammten Emotionen und körperlichen Beschwerden zu beruhigen, die der Drache verursacht hatte. Mit jedem Tag, der verging, wurden die Flammen der Entzündung schwächer, und die Bewohner des Landes fanden wieder zu ihrer früheren Stärke und Gesundheit zurück.

Das Königreich lernte, dass, obwohl der Drache Stress vielleicht nie vollständig besiegt werden könnte, sie nun mächtige Werkzeuge zur Hand hatten, um seine Flammen zu kontrollieren und zu verhindern, dass sie jemals wieder ihr friedliches Land überwältigen. Die ätherischen Öle waren nicht nur Helfer in der Not; sie waren lebenslange Beschützer und Verbündete, die das ganze Reich und seine Einwohner in Harmonie und Gesundheit bewahrten.

Natürliche Entspannung: Ätherische Öl-Rezepte gegen Stress

Bei Stress bieten ätherische Öle eine wunderbare natürliche Unterstützung. Sie können helfen, das Nervensystem zu beruhigen, den Geist zu entspannen und ein Gefühl der Gelassenheit zu fördern. Im Folgenden findest du einige Rezepte, die speziell dafür entwickelt wurden, Stress abzubauen und das Wohlbefinden zu steigern.

Entspannende Diffuser-Mischung

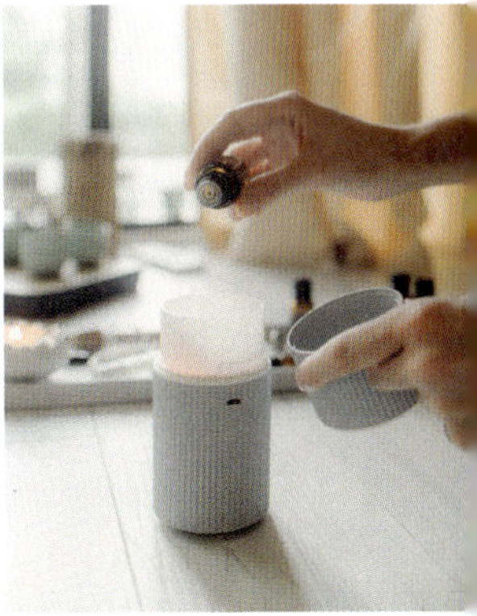

- 4 Tropfen ätherisches Lavendelöl
- 3 Tropfen ätherisches Bergamottenöl
- 2 Tropfen ätherisches Weihrauchöl

Gib die Tropfen in einen Diffuser und lasse ihn in deinem Wohn- oder Arbeitsbereich laufen, um eine beruhigende Atmosphäre zu schaffen.

Stressabbauendes Massageöl

- 30 ml Trägeröl (z. B. Mandelöl)
- 5 Tropfen ätherisches Lavendelöl
- 5 Tropfen ätherisches Ylang-Ylang-Öl
- 2 Tropfen ätherisches römisches Kamillenöl

Mische die ätherischen Öle mit dem Trägeröl in einem Glasbehälter. Verwende die Mischung für eine entspannende Massage, insbesondere im Nacken-, Schulter- und Rückenbereich.

Stresslinderndes Bad

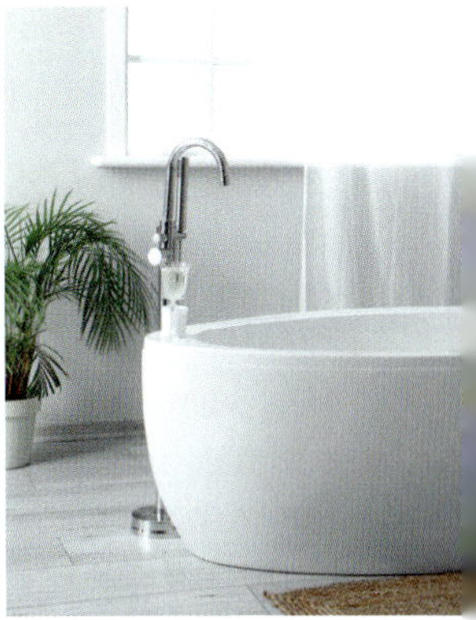

- 1 Tasse Epsomsalz
- 5 Tropfen ätherisches Lavendelöl
- 3 Tropfen ätherisches Zedernholzöl
- 2 Tropfen ätherisches Bergamottenöl

Mische das Epsomsalz mit den ätherischen Ölen. Gib die Mischung in das warme Badewasser und genieße ein 20-minütiges entspannendes Bad, um den Stress des Tages abzubauen.

Beruhigendes Roll-On für unterwegs

- 10 ml fraktioniertes Kokosöl (oder ein anderes Trägeröl)
- 4 Tropfen ätherisches Lavendelöl
- 4 Tropfen ätherisches Geranienöl
- 2 Tropfen ätherisches Orangenöl

Mische die ätherischen Öle mit dem Trägeröl in einem Roll-On-Fläschchen. Trage die Mischung bei Bedarf auf die Handgelenke, hinter die Ohren oder auf die Schläfen auf, um eine schnelle Entspannung zu finden.

Beruhigendes Raum-Spray

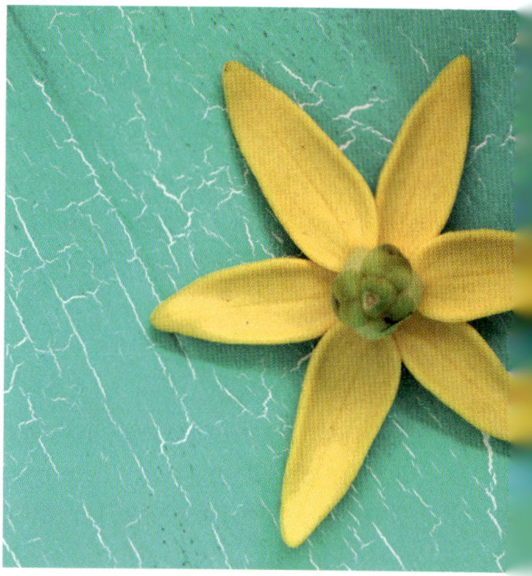

- 100 ml destilliertes Wasser
- 1 Esslöffel Alkohol (z. B. Wodka) als Konservierungsmittel
- 10 Tropfen ätherisches Lavendelöl
- 5 Tropfen ätherisches Kamillenöl
- 5 Tropfen ätherisches Ylang-Ylang-Öl

Mische das Wasser mit dem Alkohol und den ätherischen Ölen in einer Sprühflasche. Schüttle es gut und versprühe es bei Bedarf im Raum, um eine beruhigende Umgebung zu schaffen.

Denke daran, ätherische Öle sicher zu verwenden. Siehe die Richtlinien zur sicheren Anwendung ätherischer Öle im Anhang.

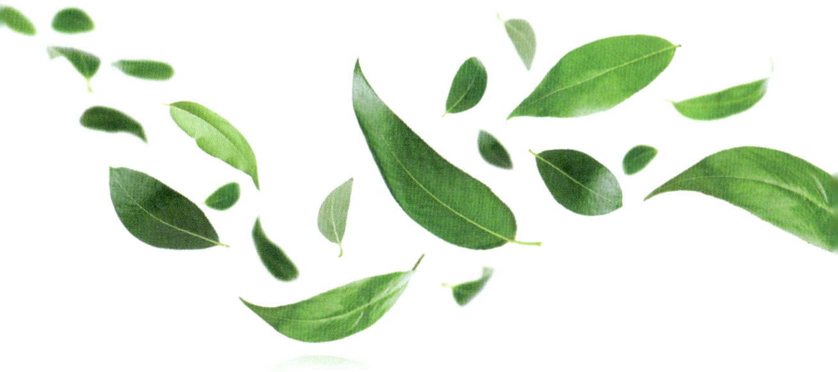

Natürliche Stresskiller: Bewährte Methoden für mehr Gelassenheit

Abgesehen von den ätherischen Ölen, die dich bei Stress unterstützen und dich entspannen, kannst du noch mehr tun, um dich gegen den Drachen Stress zu wappnen und für Ausgleich zu sorgen.

Progressive Muskelentspannung: Eine interessante Methode zur Stressbewältigung ist die Progressive Muskelentspannung, eine Technik, die vom amerikanischen Arzt Edmund Jacobson entwickelt wurde. Diese Methode beinhaltet das Anspannen und Entspannen verschiedener Muskelgruppen, um ein Gefühl der Ruhe und Entspannung zu fördern. Es kann helfen, körperliche Symptome von Stress wie Kopfschmerzen und Schlaflosigkeit zu lindern.

Mentale Entspannung: Grüner Tee enthält eine Aminosäure namens L-Theanin, die nachweislich dazu beiträgt, den Geist zu beruhigen und Stress abzubauen. L-Theanin erhöht auch die Produktion von Gehirnwellen namens Alpha-Wellen, die mit entspannten mentalen Zuständen verbunden sind. Gelegentlich ein bis zwei Tassen grünen Tee pro Tag zu trinken, können bereits ausreichen.

Das Glückshormon: Regelmäßige Bewegung kann ein wirksames Mittel gegen Stress sein. Durch körperliche Aktivität wird das Hormon Endorphin freigesetzt, das oft als »Glückshormon« bezeichnet wird. Endorphine sind körpereigene Opiate, die vom Zentralnervensystem produziert werden und helfen, Schmerzen zu lindern und ein Gefühl von Euphorie oder Glück zu fördern.

Nervenberuhigende ätherische Öle: Aromatherapie mit ätherischen Ölen wie Lavendel oder Bergamotte dient dazu, Stress abzubauen. Diese Düfte wirken beruhigend auf das Nervensystem und tragen dazu bei, Angstzustände zu reduzieren und einen besseren Schlaf zu fördern.

Die Praxis der Achtsamkeit – das bewusste Wahrnehmen und Akzeptieren des gegenwärtigen Augenblicks – kann dazu beitragen, Stress zu lindern. Durch regelmäßige Achtsamkeitsübungen lernst du, stressige Gedanken und Gefühle zu erkennen und auf eine gesündere Weise damit umzugehen.

Glück ist, im gegenwärtigen Augenblick zu leben,
in der Realität des Hier und Jetzt. Nur im Hier und Jetzt
sind wir in direkter Kommunikation mit Gott.

5

Autoimmunerkrankungen: Wenn sich dein Immunsystem gegen dich stellt

»Dein Körper hört alles, was dein Geist sagt.«

– Naomi Judd –

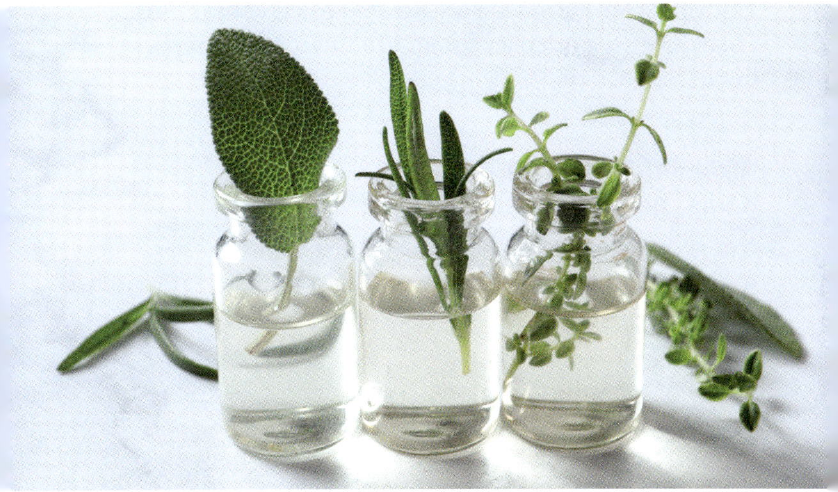

Ernährungs- und umweltbedingte Krankheiten sind zu einer zunehmenden Herausforderung geworden. Die Kombination aus verarbeiteten Lebensmitteln, die reich an Zucker, Fett und künstlichen Zusatzstoffen sind, zusammen mit Schadstoffen und Chemikalien in der Umwelt, hat zu einem Anstieg von Krankheiten geführt, die direkt mit unserem modernen Lebensstil zusammenhängen. Diese Bedingungen umfassen nicht nur Stoffwechselerkrankungen wie Diabetes und

Herz-Kreislauf-Erkrankungen, sondern auch Autoimmunkrankheiten, bei denen das Immunsystem fälschlicherweise gesundes Körpergewebe angreift.

Das Zunehmen dieser Erkrankungen unterstreicht die Notwendigkeit, unsere Ernährungs- und Umweltgewohnheiten zu überdenken und gesündere, nachhaltigere Lebensweisen zu fördern, um unsere Gesundheit und das Wohlergehen zukünftiger Generationen zu schützen. Auch dabei stehen ätherische Öle an vorderster Front, um unser Immunsystem wieder in Balance zu bringen.

Rheumatische Arthritis: Kampf gegen den stillen Schmerz

Um rheumatische Arthritis mit ätherischen Ölen zu lindern, wende die folgenden entzündungshemmenden ätherischen Öle an:

- Weihrauch
- Balsamtanne
- Lavendel
- Rosmarin
- Ingwer

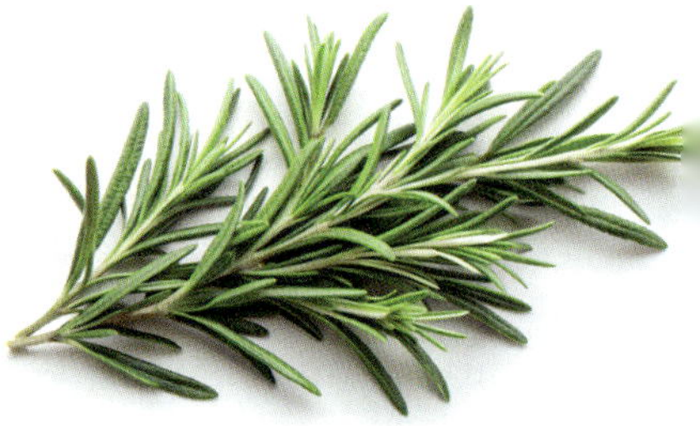

Bei äußerlicher Anwendung mische die ätherischen Öle immer mit einem Trägeröl wie Kokos-, Jojoba- oder Mandelöl, um Hautirritationen zu vermeiden. Eine allgemeine Richtlinie für die Verdünnung ist 1–2 Tropfen ätherisches Öl pro Teelöffel Trägeröl. Im Folgenden sind allgemeine Anwendungsmethoden aufgeführt:

Direkte Anwendung: Mische die ätherischen Öle mit dem Trägeröl, trage die Mischung direkt auf die betroffenen Gelenke auf und massiere sie sanft ein, um die Absorption zu fördern und die Durchblutung anzuregen.

Aroma-Diffusion: Verneble mittels eines Kaltluft-Diffusers die ätherischen Öle im Wohn- oder Arbeitsbereich. Dies schafft eine beruhigende Atmosphäre und minimiert stressbedingte Verschlimmerungen der Symptome.

Aromatische Bäder: Füge ein paar Tropfen eines ätherischen Öls zu einem warmen Bad hinzu. Das warme Wasser kann helfen, Muskelschmerzen zu lindern, während die ätherischen Öle über die Haut und durch Inhalation wirken.

Für eine kontinuierliche Linderung der Symptome ist es notwendig, ätherische Öle regelmäßig zu verwenden. Experimentiere mit verschiedenen Ölen und Anwendungsmethoden, um herauszufinden, was für dich am besten funktioniert.

Neben der Verwendung von ätherischen Ölen können ergänzende Maßnahmen wie eine entzündungshemmende Ernährung, regelmäßige sanfte Bewegung und Stressmanagementtechniken dazu beitragen, die Symptome von rheumatischer Arthritis zu minimieren.

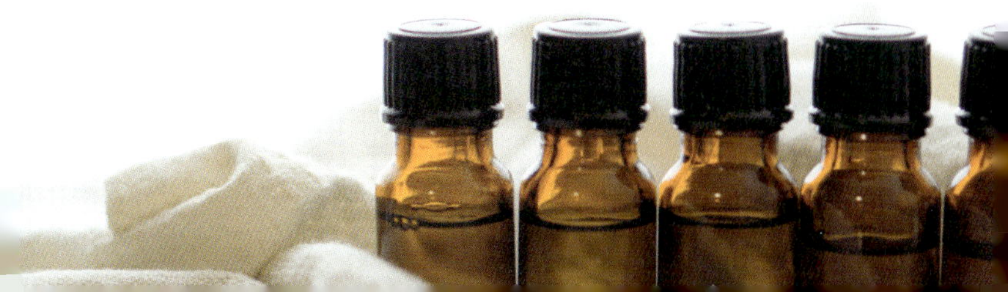

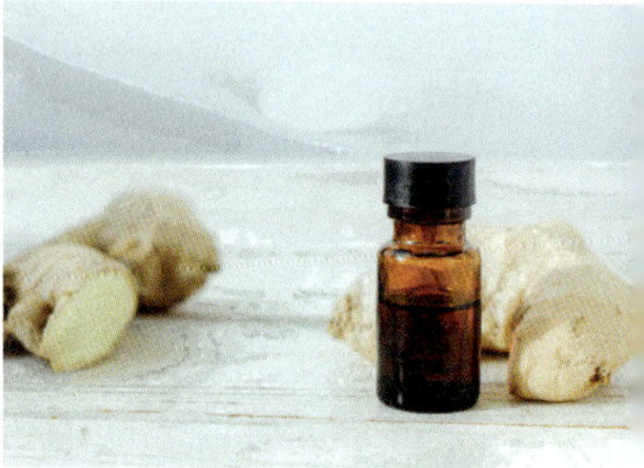

Rezept für eine ätherische Ölmischung:

- 3 Tropfen ätherisches Weihrauchöl
- 2 Tropfen ätherisches Lavendelöl
- 2 Tropfen ätherisches Ingweröl
- 1 Esslöffel Trägeröl (z. B. Jojobaöl)

Mische die Öle gründlich und verwende die Mischung für Massagen. Bei der Verwendung in einem Aroma-Diffuser sollte das ätherische Öl unbedingt pur, ohne Verdünnung mit Massageöl, verwendet werden, um das Gerät nicht zu verstopfen. Für Bäder mischt man das ätherische Öl in einen Emulgator, etwa in Badegel, Salz oder Sahne.

Diabetes Typ 1: Ein Leben auf der Zuckerwelle

Diabetes Typ 1 ist eine Autoimmunerkrankung, bei der das Immunsystem die insulinproduzierenden Beta-Zellen in der Bauchspeicheldrüse angreift und zerstört, was zu einem lebenslangen Insulinmangel führt. Die Behandlung erfordert eine sorgfältige Überwachung des Blutzuckerspiegels und die Verabreichung von Insulin.

Ätherische Öle können jedoch unterstützend zur Verbesserung des allgemeinen Wohlbefindens und zur Linderung einiger mit Diabetes verbundener Symptome eingesetzt werden. Natürlich bespricht man sich zuerst mit einem Arzt oder einem qualifizierten Gesundheitsexperten, bevor man ätherische Öle als Teil eines Gesundheitsplans einsetzt.

Im Folgenden ist ein allgemeiner Plan, wie ätherische Öle zur Unterstützung des Wohlbefindens bei Diabetes Typ 1 genutzt werden können, aufgeführt.

Auswahl der ätherischen Öle:

Einige ätherische Öle, die für ihre beruhigenden, entzündungshemmenden und blutzuckerregulierenden Eigenschaften bekannt sind, umfassen:

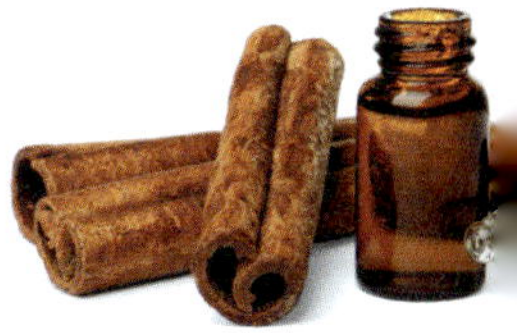

- **Zimt:** Kann helfen, den Blutzuckerspiegel zu regulieren (nur äußerlich oder in aromatischer Form verwenden, nicht ohne professionelle Anleitung einnehmen).
- **Koriander:** Unterstützt die Verdauung und trägt zum allgemeinen Wohlbefinden bei.
- **Fenchel:** Unterstützt die Verdauung und fördert das Sättigungsgefühl.
- **Weihrauch:** Hat entzündungshemmende Eigenschaften und unterstützt das allgemeine Wohlbefinden.

Verdünne die ätherischen Öle immer mit einem Trägeröl (wie Kokosöl, Jojobaöl oder Mandelöl) vor der äußerlichen Anwendung. Eine allgemeine Richtlinie für die Verdünnung ist 1–2 Tropfen ätherisches Öl pro Teelöffel Trägeröl. Massiere die verdünnte Ölmischung sanft in die Haut, besonders auf Bereiche wie Fußsohlen, Handgelenke oder den Rücken. Vermeide Bereiche mit dünner oder empfindlicher Haut.

Für die Aromatherapie verwende einen Aroma-Diffuser, um die Öle im Wohnraum zu vernebeln und ein keimfreies sowie beruhigendes Umfeld zu schaffen.

Integriere ätherische Öle in deiner täglichen Routine, um maximale Vorteile zu erzielen. Achte zudem auf eine gesunde Ernährung, regelmäßige Bewegung und ausreichend Schlaf, um dein Wohlbefinden zu fördern. Während ätherische Öle eine wohltuende Ergänzung zur allgemeinen Gesundheitspflege sind, ist es klug, eng mit deinem Gesundheitsberater zusammenzuarbeiten.

Psoriasis verstehen: Ursachen, Symptome und Therapieansätze

Psoriasis wird als Autoimmunerkrankung eingestuft, wobei sich die Abwehrreaktion des Immunsystems fälschlicherweise gegen gesunde Hautzellen und Gewebe des eigenen Körpers richtet, anstatt sich gegen Infektionserreger wie Viren und Bakterien zu verteidigen. Das führt zu einer übermäßig schnellen Erneuerung der Hautzellen. Normalerweise erneuert sich die Haut etwa einmal im Monat, aber bei Psoriasis kann dieser Zyklus auf nur wenige Tage verkürzt sein. Das Ergebnis sind die charakteristischen Psoriasis-Symptome: rote, entzündete Hautbereiche, die mit silbrigen Schuppen bedeckt sind. Diese Bereiche können jucken oder schmerzhaft sein.

Die genauen Ursachen von Psoriasis sind nicht vollständig verstanden, aber es wird angenommen, dass eine Kombination aus genetischen Veranlagungen und bestimmten Auslösern, wie Stress, Hautverletzungen, bestimmte Medikamente oder Infektionen eine Rolle spielt. Zu den therapeutischen Maßnahmen gehören äußerliche Behandlungen, Lichttherapie und systemische Therapie, die gezielt in den Entzündungsprozess eingreifen. Darüber hinaus wird empfohlen, bekannte Auslöser so weit wie möglich zu vermeiden und einen gesunden Lebensstil zu pflegen, um das Immunsystem zu unterstützen und potenzielle Schübe der Erkrankung zu minimieren.

Psoriasis: Natürliche Linderung durch die Kraft ätherischer Öle

Bei der Verwendung von ätherischen Ölen zur Linderung der Symptome von Psoriasis ist es angebracht, einen ganzheitlichen Ansatz zu verfolgen, der die äußerliche Anwendung mit Maßnahmen zur Stressreduktion und zur Förderung des allgemeinen Wohlbefindens kombiniert. Ätherische Öle können beruhigende, entzündungshemmende und heilende Eigenschaften haben, die bei der Behandlung der Symptome helfen können. Im Folgenden findest du einige Vorschläge zur Verwendung von ätherischen Ölen bei Psoriasis.

- **Lavendelöl** – beruhigend und entzündungshemmend: Mische ein paar Tropfen mit einem Trägeröl und trage die Mischung sanft auf die betroffenen Stellen auf, um Entzündungen und Rötungen zu lindern.
- **Teebaumöl** – antimikrobiell und entzündungshemmend: Verdünne Teebaumöl gründlich mit einem Trägeröl und tupfe es vorsichtig auf die betroffenen Bereiche, um die Heilung zu unterstützen und Infektionen vorzubeugen.

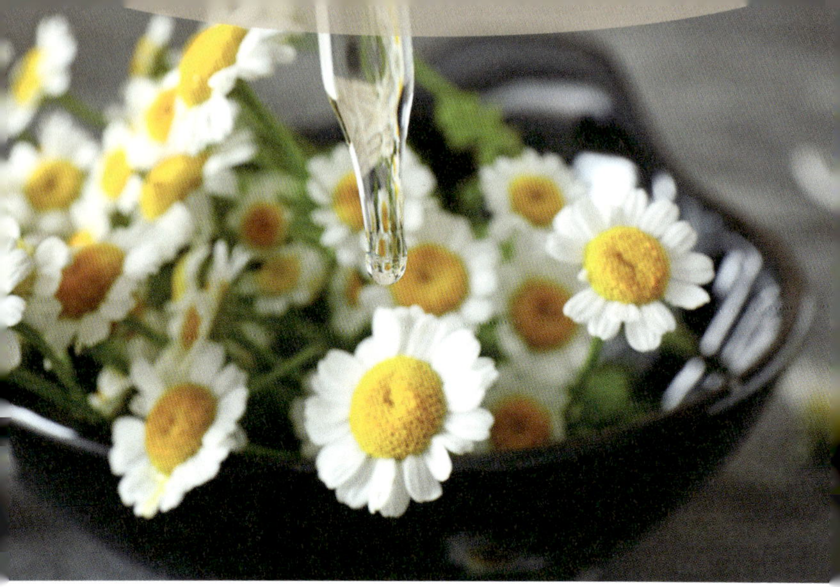

- **Pfefferminzöl** – kühlend und juckreizlindernd: Trage das Pfefferminzöl in einem Trägeröl verdünnt auf die Haut auf, um Juckreiz zu lindern.
- **Kamillenöl** – beruhigend und entzündungshemmend: Verwende das Kamillenöl als Teil eines beruhigenden Bades oder verdünnt als Hautöl, um Entzündungen zu reduzieren und die Haut zu beruhigen.
- **Geranienöl** – hautregenerierend und entzündungshemmend: Mit einem Trägeröl gemischt, fördert Geranienöl die Hauterneuerung und verbessert das Erscheinungsbild von Psoriasis-Läsionen.

Bitte beachte die Richtlinien zur sicheren Anwendung ätherischer Öle im Anhang, wie das Durchführen eines Hauttests, um auf Allergien zu testen, und die Verdünnung des ätherischen Öls mit Trägeröl. Neben der Anwendung ätherischer Öle ist auch zu beachten, bekannte Auslöser (etwa Stress) zu vermeiden und einen gesunden Lebensstil zu pflegen. Ätherische Öle stellen eine hilfreiche Ergänzung zur herkömmlichen Behandlung von Psoriasis dar.

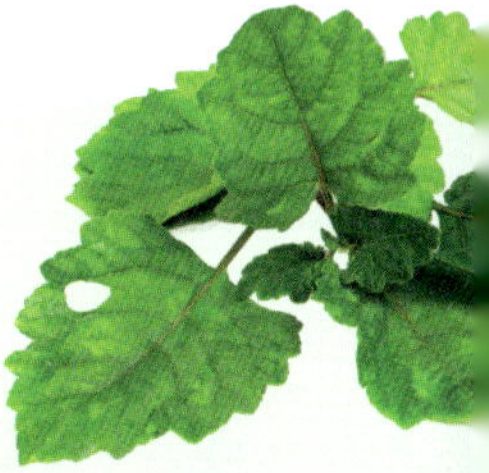

Ein Rezept bei Schuppenflechte (Psoriasis)

- 2 Tropfen ätherisches Patschuli
- 2 Tropfen Römisches Kamillenöl
- 2 Tropfen ätherisches Lavendelöl
- 2 Tropfen ätherisches Teebaumöl

Zweimal täglich unverdünnt 2–4 Tropfen auf die Stelle auftragen. Das Öl kann auch in 1 Teelöffel eines biologischen, vorzugsweise basischen Hautpflegeprodukts gemischt auf die betroffene Stelle aufgetragen werden. (Quelle: Duftmedizin – Das Praxisbuch)

Psoriasis-Arthritis

Psoriasis-Arthritis (auch Schuppenflechtenarthritis) ist eine chronische Entzündungserkrankung der Gelenke, die in Kombination mit den Beschwerden der Psoriasis auftritt. Zu den Symptomen gehören Gelenkschmerzen, -schwellungen und -steifheit, insbesondere in Fingern und Zehen, sowie Hautausschläge, die typisch für Psoriasis sind. Einige Betroffene erleben auch Entzündungen der Wirbelsäule (Spondylitis), Augenentzündungen (Uveitis) und Müdigkeit.

Ätherische Öle

Zusätzlich zu den herkömmlichen therapeutischen Maßnahmen des Arztes können folgende ätherische Öle unterstützend und lindernd wirken:

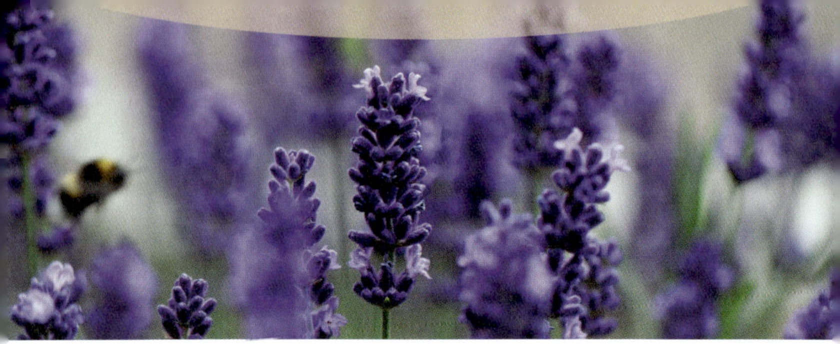

Lavendelöl: Bekannt für seine beruhigenden und entzündungshemmenden Eigenschaften kann Lavendelöl helfen, Stress abzubauen und lokale Entzündungen und Schmerzen zu lindern.

Weihrauchöl: Weihrauch hat starke entzündungshemmende Wirkungen, die bei der Reduzierung von Gelenkschmerzen und -steifheit hilfreich sind.

Pfefferminzöl: Das Pfefferminzöl schenkt kühlende Linderung bei schmerzhaften Gelenken und hilft, Muskelverspannungen zu reduzieren.

Trage die Öle verdünnt auf die Schmerzstellen auf. Die meisten Menschen sind auf den Fußsohlen unempfindlich, daher kannst du versuchen, ätherische Öle auch unverdünnt auf die Fußsohlen aufzutragen.

Nahrungsergänzungen

Zur unterstützenden Behandlung von Psoriasis-Arthritis können neben ätherischen Ölen auch Nahrungsergänzungen nützlich sein. Diese sollen nicht die von einem Arzt verordnete Behandlung ersetzen, sondern dienen als Ergänzung dazu, Symptome zu lindern und das allgemeine Wohlbefinden zu fördern. Hier sind einige Vorschläge:

- **Omega-3-Fettsäuren:** Omega-3-Fettsäuren, die in Fischöl, Leinsamen und Chiasamen vorkommen, haben entzündungshemmende Eigenschaften, die bei der Linderung von Gelenkschmerzen und -steifheit helfen können.
- **Kurkuma (Curcumin):** Das in Kurkuma enthaltene Curcumin ist bekannt für seine starken entzündungshemmenden Eigenschaften und kann zur Reduzierung von Gelenkentzündungen beitragen.
- **Vitamin D:** Ein Vitamin-D-Mangel ist mit erhöhten Entzündungsprozessen und Autoimmunerkrankungen verbunden. Eine angemessene Vitamin-D-Supplementierung kann das Immunsystem unterstützen und Entzündungen reduzieren.

Allgemeine Empfehlungen

- **Grüner Tee** enthält Antioxidantien, die helfen, Entzündungen im Körper zu reduzieren und das Immunsystem zu unterstützen.
- **Vitamin E** ist ein starkes Antioxidans, das die Zellgesundheit unterstützen und zur Reduzierung von Entzündungen beitragen kann.
- **Probiotika:** Die Gesundheit des Darmes spielt eine wichtige Rolle bei der Regulierung des Immunsystems. Probiotika tragen zur Erhaltung einer gesunden Darmflora bei und unterstützen somit das Immunsystem.

Bevor du Nahrungsergänzungsmittel oder Kräuter einnimmst, besprich dich mit einem Gesundheitsexperten für die individuelle Dosierung und Anwendung. Und vergiss nicht: Eine ausgewogene Ernährung, regelmäßige Bewegung und ausreichend Schlaf sind ebenfalls wichtige Bestandteile zur Unterstützung deines Körpers bei der Bewältigung von Autoimmunerkrankungen.

Hashimoto-Thyreoiditis: Angriff auf die Schilddrüse

Hashimoto-Thyreoiditis, auch bekannt als chronische lymphozytäre Thyreoiditis, ist eine Autoimmunerkrankung, bei der das Immunsystem die Schilddrüse angreift. Dies führt zu einer chronischen Entzündung und kann die Fähigkeit der Schilddrüse, Hormone zu produzieren, beeinträchtigen, was oft zu einer Hypothyreose (Unterfunktion der Schilddrüse) führt.

Die Symptome entwickeln sich oft langsam über Jahre und können Müdigkeit, Gewichtszunahme, Kälteintoleranz, trockene Haut, Haarausfall, Muskelschwäche und Depressionen umfassen.

All diese Autoimmunerkrankungen erfordern eine sorgfältige Diagnose und individuell angepasste Behandlungspläne in Zusammenarbeit mit Fachärzten. Ätherische Öle und Nahrungsergänzungen unterstützen den Körper dabei.

Ätherische Öle

Folgende ätherische Öle, unter anderen, werden gerne bei Hashimoto-Thyreoiditis angewendet:

- **Myrrheöl:** Myrrhe wird für seine entzündungshemmenden Eigenschaften geschätzt und kann bei der Reduzierung von Entzündungen der Schilddrüse unterstützend wirken.
- **Zitronengrasöl:** Dieses Öl hat antioxidative Eigenschaften und trägt zur Unterstützung des Immunsystems und zur Linderung von Entzündungen bei.

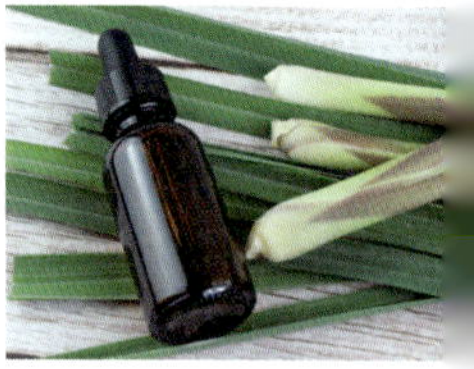

- **Ingweröl:** Ingwer ist bekannt für seine entzündungshemmenden und antioxidativen Eigenschaften, die bei der Linderung von Entzündungssymptomen helfen können.

Zur Anwendung trage 3–5 Tropfen eines der ätherischen Öle auf die Schilddrüse auf. Massiere die Fußreflexzonen der Schilddrüse mit 2–3 Tropfen Öl. Zum Verzehr geeignete ätherische Öle kannst du auch in einer Kapsel einnehmen: 1–3 Tropfen, aufgefüllt mit Speiseöl.

Nahrungsergänzungen

Neben entzündungshemmenden Nährstoffen wie grünem Tee, Vitamin E und Probiotika braucht der Körper:

- **Selen:** Selen ist ein wichtiges Spurenelement, das zur Gesundheit der Schilddrüse beiträgt. Es kann die Autoimmunreaktion bei Hashimoto-Thyreoiditis reduzieren.
- **Zink:** Zink spielt eine Rolle bei der Hormonproduktion der Schilddrüse. Eine ausreichende Zufuhr von Zink trägt dazu bei, die Schilddrüsenfunktion zu unterstützen.
- **Ashwagandha *(Withania somnifera)*:** Dieses adaptogene (biologisch aktive) Kraut kann Stress reduzieren und die Schilddrüsenfunktion durch seine ausgleichenden Eigenschaften auf das endokrine System unterstützen.

Multiple Sklerose: Kampf im Verborgenen gegen das eigene Nervensystem

Eine weitere Autoimmunerkrankung ist die Multiple Sklerose (MS). Bei MS greift das Immunsystem die Schutzhülle der Nervenfasern im zentralen Nervensystem an, was zu einer

Vielzahl von neurologischen Symptomen führen kann, einschließlich Sehstörungen, Muskelschwäche, Koordinations- und Gleichgewichtsproblemen sowie kognitiven Beeinträchtigungen. Die Symptome und der Verlauf der Erkrankung können von Person zu Person stark variieren, was MS zu einer besonders unberechenbaren Krankheit macht.

Die Ursachen von MS sind nicht vollständig geklärt, es wird jedoch angenommen, dass sowohl genetische Faktoren als auch Umwelteinflüsse eine Rolle spielen. Die Behandlung zielt darauf ab, die Symptome zu managen, Schübe zu reduzieren und das Fortschreiten der Krankheit zu verlangsamen.

Natürliche Hilfen, um das Wohlbefinden zu fördern und spezifische Beschwerden zu lindern, bieten ätherische Öle, deine treuesten Gefährten in Sachen Wohlbefinden. Im Folgenden findest du einige Rezeptvorschläge mit ätherischen Ölen für verschiedene Zwecke.

Beruhigendes Schlafspray

- 100 ml destilliertes Wasser
- 2 Esslöffel Hamameliswasser
- 10 Tropfen ätherisches Lavendelöl
- 5 Tropfen römisches Kamillenöl

Alle Zutaten in einer Sprühflasche mischen. Vor dem Schlafengehen leicht auf Bettwäsche und Kissen sprühen.

Entspannendes Badeöl

- 2 Esslöffel Jojobaöl (oder ein anderes Trägeröl)
- 5 Tropfen ätherisches Bergamottenöl
- 5 Tropfen ätherisches Sandelholzöl

Mische die ätherischen Öle mit dem Trägeröl in einer kleinen Flasche. Gib vor dem Baden ein paar Tropfen der Mischung mittels eines Emulgators (Badegel, Salz, Basenpulver, Sahne) ins Badewasser.

Energieboost-Diffuser-Mischung

- 3 Tropfen ätherisches Pfefferminzöl
- 3 Tropfen ätherisches Zitronenöl
- 2 Tropfen ätherisches Rosmarinöl

Gib die Tropfen in deinen Diffuser, um die Konzentration und Energie während des Tages zu steigern.

Muskelentspannendes Massageöl

- 50 ml Mandelöl (Trägeröl)
- 10 Tropfen ätherisches Lavendelöl
- 5 Tropfen ätherisches Eukalyptusöl
- 5 Tropfen ätherisches Weihrauchöl

Mische die ätherischen Öle mit dem Trägeröl und verwende sie für eine entspannende Massage bei Muskelverspannungen.

Natürliches Kopfschmerz-Roll-On

- 10 ml fraktioniertes Kokosöl
- 5 Tropfen ätherisches Pfefferminzöl
- 5 Tropfen ätherisches Lavendelöl

Mische die ätherischen Öle mit dem Kokosöl in einem 10-ml-Roll-On-Fläschchen und trage die Mischung bei Bedarf auf Schläfen und Nacken auf.

Immunstärkende Diffuser-Mischung

- 3 Tropfen ätherisches Teebaumöl
- 2 Tropfen ätherisches Zitronenöl
- 2 Tropfen ätherisches Eukalyptusöl

Füge die Öle einem Diffuser zu, um die Luft zu reinigen und das Immunsystem zu unterstützen.

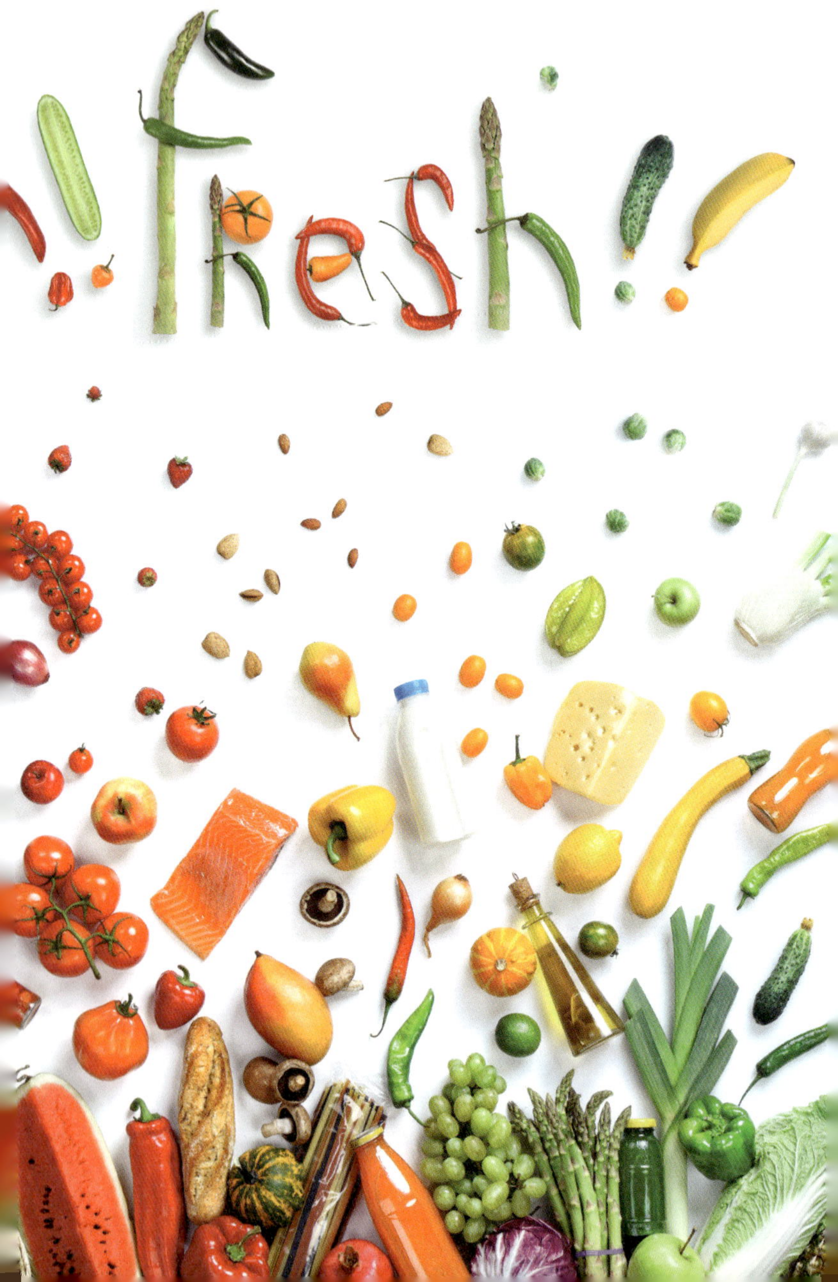
!!Fresh!!

6

Wie deine Lebensentscheidungen dein Immunsystem formen und beeinflussen

»Die beste Medizin für den Menschen ist der Mensch.
Die höchste Stufe dieser Medizin ist die Liebe.«

– Paracelsus –

Die vier Säulen: Ernährung, Bewegung, Schlaf und Emotionen

In der komplexen Welt, in der wir leben, spielt unser Immunsystem eine entscheidende Rolle dabei, uns gesund und widerstandsfähig gegenüber den täglichen Herausforderungen zu halten. Dieses ausgeklügelte Schutzsystem wird nicht nur durch unsere genetische Veranlagung geformt, sondern in hohem Maße auch durch unseren Lebensstil. Zu den Schlüsselfaktoren, die unser Immunsystem beeinflussen, gehören Ernährung, Bewegung, Schlaf sowie unsere Gedanken und Emotionen. Jeder dieser Aspekte spielt eine einzigartige Rolle in der Art und Weise, wie unser Körper auf Bedrohungen reagiert, und bietet uns gleichzeitig die Möglichkeit, durch bewusste Entscheidungen positiv auf unsere Gesundheit einzuwirken.

Eine gesunde Ernährung versorgt den Körper mit den notwendigen Nährstoffen, um ein starkes Immunsystem aufzubauen, während regelmäßige Bewegung nicht nur die körperliche, sondern auch die mentale Gesundheit fördert und so das Immunsystem stärkt. Ein erholsamer Schlaf ist essenziell für die Regeneration und die effiziente Funktion des Immunsystems. Unsere Emotionen und der Umgang mit Stress haben einen tiefgreifenden Einfluss auf die immunologische Gesundheit. Durch das Verständnis und die Integration dieser vier Säulen in unser tägliches Leben können wir den Grundstein für ein starkes Immunsystem und somit für ein gesundes und erfülltes Leben legen.

Essen als Freund oder Feind – der Einfluss der Nahrung auf die Immunabwehr

Eine ausgewogene und nährstoffreiche Ernährung ist entscheidend für ein effizient arbeitendes Immunsystem. Nahrung reich an frischem Obst, Gemüse, Vollkornprodukten, magerem Protein und gesunden Fetten sind die Bausteine für eine gesunde Abwehr. Diese Lebensmittel liefern die wichtigen Vitamine, Mineralstoffe und Antioxidantien, die das Immunsystem stärken und uns vor Krankheiten schützen.

Aber auch ätherische Öle haben auf deiner Speisekarte einen prominenten Platz! Ihre biochemischen Wirkstoffe reichern jede Speise unglaublich an – nicht nur mit unvergesslichen Aromen, sondern auch mit lebensspendenden Heilwirkungen.

Die folgenden biochemischen Wirkstoffe in ätherischen Ölen spielen für die Immunstärkung eine wichtige Rolle.

Öl	Hauptkomponente	Wirkung
Zitronenöl	Limonen	Zitronenöl hat reinigende Eigenschaften und kann die Leberfunktion und Entgiftungsprozesse unterstützen. Zudem sucht es die freien Radikale, die dich alt und krank machen, und wandelt sie in Vitamin A um! Das sonnenhelle Aroma hebt zudem die Stimmung und stärkt das Immunsystem.
Fenchelöl	Anethol, Fenchon und Estragol	Fenchelöl wirkt krampflösend auf den Verdauungstrakt, reduziert Blähungen und fördert die Verdauung. Es kann auch Übelkeit und Völlegefühl lindern.
Korianderöl	Linalool und Pinene	Korianderöl wirkt ebenfalls verdauungsfördernd und lindert Blähungen und Magenbeschwerden. Es regt den Appetit an und trägt zur Förderung eines gesunden mikrobiellen Gleichgewichts im Verdauungssystem bei.
Pfefferminzöl	Menthol und Menthon	Pfefferminzöl ist bekannt für seine Fähigkeit, Übelkeit zu reduzieren und die Verdauung zu unterstützen. Es kann krampflösend wirken und wird oft zur Linderung von Symptomen des Reizdarmsyndroms (IBS) eingesetzt.

Ingweröl	Gingerole und Zingiberen	Ingweröl wirkt bei Übelkeit, fördert die Verdauung und wird oft bei Reisekrankheit verwendet. Es hat auch entzündungshemmende Eigenschaften, die bei der Linderung von Verdauungsbeschwerden mitwirken.

Die Richtlinien zur sicheren Anwendung ätherischer Öle findest du im Anhang.

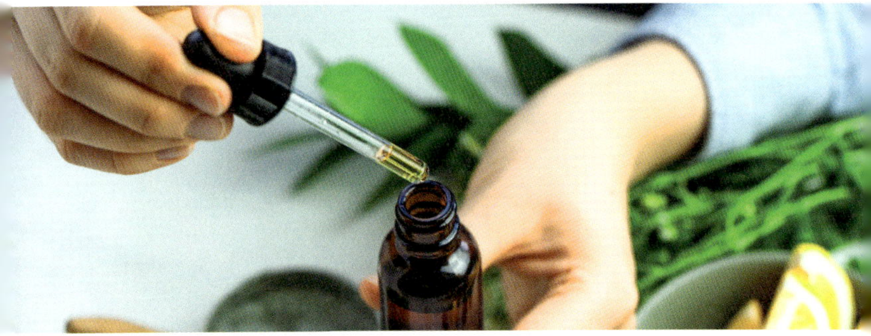

Duftende Küchengeheimnisse: Ätherische Öle als Zutat

Die Verwendung von ätherischen Ölen in der Küche ist mehr als nur ein kreativer Weg, um Speisen Geschmack und Aroma zu verleihen; es ist auch eine Methode, um die gesundheitlichen Vorteile dieser hochwirksamen Pflanzenessenzen zu nutzen. Ätherische Öle enthalten konzentrierte Mengen an bioaktiven Verbindungen, die aus den Blättern, Blüten, Rinden und Wurzeln von Pflanzen extrahiert werden. Diese Verbindungen bieten eine Vielzahl von therapeutischen Eigenschaften, darunter antioxidative, entzündungshemmende, antimikrobielle sowie immunmodulierende Effekte.

Wenn wir ätherische Öle in Speisen einrühren, integrieren wir nicht nur einzigartige Geschmacksprofile in unsere Mahlzeiten, sondern tragen auch dazu bei, unser allgemeines Wohlbefinden zu verbessern. Diese einzigartigen Duftnoten unterstützen die Verdauung, stärken das Immunsystem, heben die Stimmung und tragen zur Stressreduktion bei. Zudem ermöglicht die Verwendung von ätherischen Ölen in der Küche eine gezielte Nutzung bestimmter gesundheitsfördernder Eigenschaften, abgestimmt auf individuelle Bedürfnisse oder spezifische gesundheitliche Ziele.

Naturheilkunde und Ernährung zu verbinden, ist ein Weg, um die Qualität unserer Ernährung zu erhöhen und eine Brücke zwischen der Freude am Essen und der Aufrechterhaltung der Gesundheit zu schlagen. Indem wir unsere Speisen mit ätherischen Ölen verfeinern, nehmen wir aktiv an einer Jahrtausende alten Tradition teil, die die natürliche Kraft der Pflanzenwelt nutzt, um Körper und Geist zu nähren. Es ist eine einfache, doch kraftvolle Geste, mit der wir die Natur in unseren Alltag einladen und gleichzeitig unsere Gesundheit auf subtile Weise unterstützen.

Rezepte, die die Sinne verzaubern

Du wirst begeistert sein, wie die Integration von ätherischen Ölen in die Küche sowohl eine aromatische als auch eine gesundheitsfördernde Dimension zu deinen Mahlzeiten hinzufügt. Bevor du jedoch beginnst, stelle sicher, dass du ausschließlich lebensmitteltaugliche ätherische Öle verwendest, die am Etikett »für den Verzehr geeignet« gekennzeichnet sind.

Einige Menüvorschläge, die mit einer aromatischen Note von ätherischen Ölen das Immunsystem unterstützen, stelle ich dir im Folgenden vor, damit du schon einmal Appetit auf das Kochen in deiner eigenen Aromaküche bekommst:

Ingwer-Karotten-Suppe

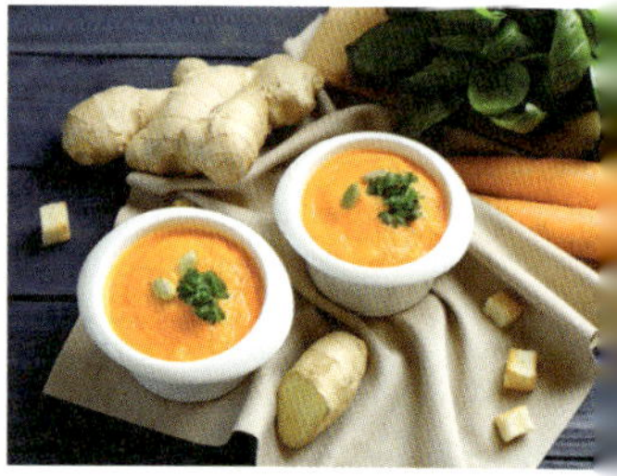

- **Zutaten:** Karotten, Ingwerwurzel, Gemüsebrühe, Kokosmilch, 1 Tropfen Ingweröl, Salz und Pfeffer.
- **Zubereitung:** Karotten und Ingwer in der Gemüsebrühe weich kochen. Pürieren und Kokosmilch unterrühren. Mit einem Tropfen Ingweröl, Salz und Pfeffer abschmecken. Ingwer hat entzündungshemmende Eigenschaften und unterstützt das Immunsystem.

Wildlachs mit Dill und Zitrone

- **Zutaten:** Wildlachsfilets, Olivenöl, Salz und Pfeffer, Zitronenscheiben, frischer Dill, 1 Tropfen Dill- und Zitronenöl.
- **Zubereitung:** Lachsfilets mit Olivenöl beträufeln und mit Salz und Pfeffer würzen. Mit Zitronenscheiben und Dill belegen. Vor dem Backen einen Tropfen Dillöl und Zitronenöl über den Lachs geben. Dill unterstützt die Verdauung und Zitrone ist reich an Antioxidantien.

Avocado-Dressing mit Pfefferminze

- **Zutaten:** Reife Avocado, Olivenöl, Limettensaft, 1 Tropfen Pfefferminz-Öl, Salz und Pfeffer.
- **Zubereitung:** Avocado, Olivenöl und Limettensaft pürieren. Mit einem Tropfen Pfefferminzöl, Salz und Pfeffer abschme-

cken. Perfekt als Salatdressing oder als Dip. Pfefferminze fördert die Verdauung und ist erfrischend.

Quinoasalat mit Zitrus-Dressing

- **Zutaten:** Quinoa, gemischte Blattsalate, gehackte Nüsse, getrocknete Cranberrys, Olivenöl, Orangensaft, 1 Tropfen Orangen- und Zitronenöl, Salz und Pfeffer.
- **Zubereitung:** Quinoa nach Anleitung kochen und abkühlen lassen. Mit Salat, Nüssen und Cranberrys mischen. Ein Dressing aus Olivenöl, Orangensaft, Orangen- und Zitronenöl, Salz und Pfeffer zubereiten und über den Salat geben. Quinoa ist reich an Proteinen und Ballaststoffen, während die ätherischen Öle antioxidative Vorteile bieten.

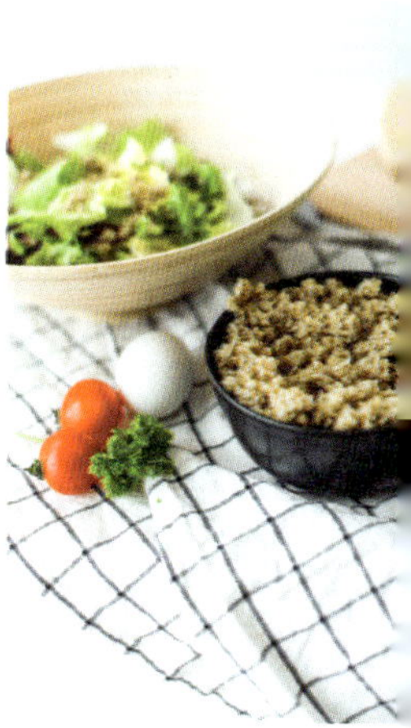

Beim Kochen mit ätherischen Ölen ist Vorsicht geboten: Nur ein einziger Tropfen reicht für die meisten Rezepte bereits aus, da ätherische Öle sehr konzentriert sind. Es ist außerdem zwingend notwendig, nur reine, therapeutische ätherische Öle als Nahrungsergänzung zu verwenden, die als sicher für den Verzehr gekennzeichnet sind.

Und obwohl wir von »Kochen mit ätherischen Ölen« sprechen, ist es angeraten, ätherische Öle nicht zu erhitzen, sondern erst vor dem Servieren den Speisen hinzuzufügen. Das geht nicht bei allen Rezepten, wie zum Beispiel beim Kuchenbacken. Hitze verflüchtigt die feinen Inhaltsstoffe ätherischer Öle, aber der wunderbare Duft und Geschmack bleiben trotzdem erhalten.

Kraftstoff für die Zellen: Orthomolekulartherapie für das Immunsystem

Orthomolekulare Hilfsmittel bieten eine wertvolle Unterstützung für das Immunsystem, indem sie die benötigten Mikronährstoffe in optimalen Mengen bereitstellen. Im Folgenden sind einige wichtige Nahrungsergänzungen und deren Wirkungsweise aufgelistet:

Vitamin C – der starke Immun-Booster

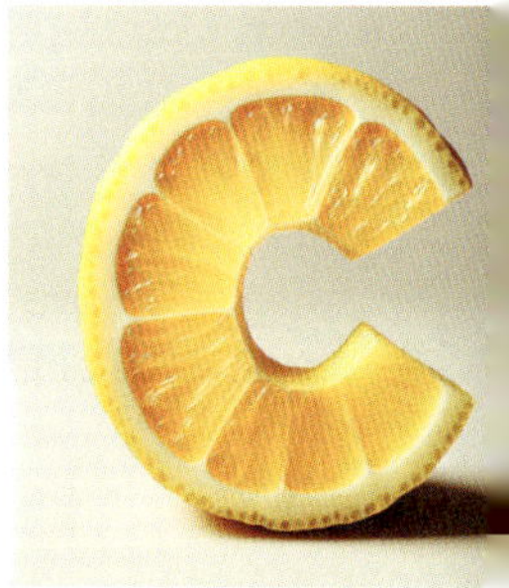

- **Wirkung:** Vitamin C ist ein starkes Antioxidans, das das Immunsystem stärkt, indem es die Bildung von weißen Blutkörperchen fördert, die Infektionen abwehren. Es verbessert zudem die Hautbarrierefunktion und beschleunigt die Wundheilung.
- **Anwendung:** Täglich 500–1000 mg als Präventivmaßnahme; bei akuten Infektionen kann die Dosis temporär erhöht werden. Bitte besprich dich mit deinem Ernährungsberater.

Vitamin D_3: Sonnenkraft für die Zellen

- **Wirkung:** Vitamin D_3 moduliert die Immunantwort und besitzt entzündungshemmende Eigenschaften. Ein angemessener Vitamin-D-Spiegel ist mit einem geringeren Risiko für Autoimmunerkrankungen und Infektionskrankheiten verbunden.
- **Anwendung:** Die Dosierung sollte individuell angepasst werden, basierend auf Bluttests und dem Lebensstil. Die

übliche Erhaltungsdosis liegt zwischen 800–2000 IU täglich. Vitamin D_3 sollte gemeinsam mit Vitamin K eingenommen werden. (Siehe nachfolgende Erklärung.)

Zink: Der unsichtbare Schutzschild für die Abwehr

- **Wirkung:** Zink ist für die Funktion der Immunzellen wesentlich und spielt eine Rolle bei der Wundheilung und bei der Abwehr von Infektionen.
- **Anwendung:** 15–30 mg täglich, am besten mit Nahrung eingenommen, um Magenbeschwerden zu vermeiden.

Omega-3-Fettsäuren: Meereskraft für Herz, Hirn und Immunabwehr

- **Wirkung:** Omega-3-Fettsäuren*, insbesondere **Eicosapentaensäure** (EPA) und **Docosahexaensäure** (DHA), verfügen über entzündungshemmende Eigenschaften, die die Immunfunktion unterstützen.
- **Anwendung:** Tägliche Einnahme von 1–2 g EPA und DHA, oft durch Fischöl-Ergänzungen erreicht.

Die acht essenziellen Aminosäuren: Bausteine des Lebens

Aminosäuren sind die Bausteine jeder Zelle deines Körpers, ob Haarzelle, Herzzelle, Augenzelle oder Knochenzelle. Die folgenden acht essenziellen Aminosäuren sind unverzichtbare Nährstoffe für den Körper, die ihm zugeführt werden müssen, da er sie nicht selbst herstellen kann – entweder über die Nahrung oder als Nahrungsergänzung.

* Omega-3 Fettsäuren: https://www.secretsofnature.org/nahrung/omega-3/

Aminosäuren spielen eine entscheidende Rolle in einer Vielzahl von physiologischen Prozessen, einschließlich der Proteinsynthese, des Stoffwechsels und der Unterstützung des Immunsystems. Ein einzigartiges Präparat, das alle 8 Aminosäuren beinhaltet, findest du über die Fußnote.*

Die ausgewogene Aufnahme dieser essenziellen Aminosäuren durch eine vielfältige Ernährung ist entscheidend für die Aufrechterhaltung der Gesundheit und Unterstützung des Immunsystems. Nahrungsergänzungen, besonders für Vegetarier, können und sollten bei Bedarf zugeführt werden.

Probiotika: Power für den Darm

- **Wirkung:** Probiotika unterstützen die Gesundheit des Darmmikrobioms, das eine entscheidende Rolle für das Immunsystem spielt. Ein gesundes Mikrobiom kann zur Prävention von Infektionen und zur Modulation der Immunantwort beitragen.
- **Anwendung:** Auswahl von Ergänzungsmitteln mit einer hohen CFU-Zahl (Koloniebildende Einheiten) und einer Vielfalt an Stämmen. Das Top- Naturprodukt für Darmsanierung ist der Zunderschwamm (siehe nachfolgende Beschreibung Seite 95).

Selen: Das Spurenelement der Stärke

- **Wirkung:** Selen spielt eine wichtige Rolle bei der Antioxidationsabwehr und unterstützt die Immunität durch die Optimierung der Antikörperproduktion und die Stärkung der Immunabwehr.

* Aminosäuren: https://www.secretsofnature.org/nahrung/aminosaeuren/

- **Anwendung:** 55–200 µg täglich, abhängig von der Ernährung und den individuellen Bedürfnissen. Lasse dich beraten.

Curcumin (aus Kurkuma): Entzündungshemmer und Immunstärker

- **Wirkung:** Curcumin besitzt ausgeprägte entzündungshemmende Eigenschaften und kann die Abwehr durch die Modulation von Immunreaktionen unterstützen.
- **Anwendung:** 500–2000 mg Curcumin täglich, oft in Form von Ergänzungsmitteln, da die Bioverfügbarkeit von Curcumin in natürlicher Kurkumaform begrenzt ist.

Beachte, dass Nahrungsergänzungsmittel nicht als Ersatz für eine ausgewogene Ernährung und einen gesunden Lebensstil dienen sollten. Die Dosierungen werden individuell angepasst. Besprich dich gegebenenfalls mit einem Gesundheitsexperten, insbesondere bei bestehenden Gesundheitsproblemen oder der Einnahme von Medikamenten.

Der Zunderschwamm: Pilzpower aus dem Wald

Der Zunderschwamm* (*Fomes fomentarius*) ist ein Pilz, der wegen seiner Beta-Glucane hoch geschätzt wird und eine positive Wirkung auf Darm und Immunsystem hat.

Vorteile für den Darm:

- **Nahrung für den Darm:** Der Zunderschwamm ist ein hervorragender Lieferant von Beta-Glucanen, die die Darmgesundheit fördern. Beta-Glucane sind lösliche Ballaststoffe,

* Zunderschwamm: https://www.secretsofnature.org/nahrung/darmgesundheit/

die als Nahrung für die guten Bakterien im Darm dienen und so das Wachstum einer gesunden Darmflora unterstützen.

- **Schutz der Darmwand:** Der Zunderschwamm kann wie ein Heilpflaster schützend auf die Darmwand wirken und dazu beitragen, Risse in der Darmwand zu kitten, was besonders bei durchlässigem Darm (Leaky Gut) von Nutzen sein kann.

Unterstützung des Immunsystems:

- **Stärkung des Immunsystems:** Indem der Zunderschwamm die Gesundheit des Darms unterstützt und die Darmflora nährt, trägt er indirekt zur Stärkung des Immunsystems bei. Etwa 70% des Immunsystems sind im Darm beheimatet, und eine gesunde Darmflora ist entscheidend für eine starke Immunabwehr.
- **Entgiftung:** Der hohe Ballaststoffgehalt des Zunderschwamms hilft dabei, Gifte aus dem Darm zu absorbieren und abzuführen, was die Entlastung der Entgiftungsorgane und somit die Unterstützung des Immunsystems fördert.

Anwendung:

- Der in einem hundertstündigen Prozess gereinigte Zunderschwamm kann in reichlich Wasser eingerührt und als Getränk oder in Speisen konsumiert werden. Da er geschmacksneutral ist, lässt er sich leicht in die tägliche Routine integrieren. Mit 76% Ballaststoffen ist er besonders reich an Faserstoffen.

Wichtige Erkenntnisse:

- Der Zunderschwamm nährt nicht nur die gesunde Darmflora, sondern trägt auch dazu bei, die Integrität der Darmwand zu erhalten und das Immunsystem zu stärken.

- Seine positiven Effekte auf den Darm und das Immunsystem machen den Zunderschwamm zu einem wertvollen Hilfsmittel für deine Gesundheit.

Synergie in Aktion: Vitamin D_3 und K

Vitamin D_3* sollte gemeinsam mit Vitamin K genommen werden, um optimal genutzt zu werden und eine bestmögliche Absorption und Wirkung zu erzielen. Im Folgenden findest du die Gründe und Mechanismen, wie Vitamin D_3 und Vitamin K zusammenarbeiten.

- **Förderung der Kalziumabsorption:** Vitamin D fördert die Absorption von Kalzium aus der Nahrung im Darm. Ohne ausreichend Vitamin D_3 kann der Körper Kalzium nicht effektiv absorbieren.
- **Regulierung des Kalziumstoffwechsels:** Vitamin K spielt ebenfalls eine wesentliche Rolle bei der Regulation des Kalziumstoffwechsels im Körper. Es aktiviert Proteine, die am Transport von Kalzium beteiligt sind, insbesondere das Protein Osteocalcin, das für die Einlagerung von Kalzium in die Knochen und Zähne notwendig ist.
- **Vorbeugung von Kalziumablagerungen:** Während Vitamin D_3 hilft, den Kalziumspiegel im Blut zu erhöhen, sorgt Vitamin K dafür, dass das Kalzium in den Knochen und Zähnen eingelagert und nicht in Weichteilgeweben wie den Arterien abgelagert wird. Dies hilft, die Gefahr von Arterienverkalkung (Arteriosklerose) und damit verbundenen Herz-Kreislauf-Erkrankungen zu reduzieren.

Die gemeinsame Einnahme von Vitamin D_3 und einem Vitamin-K-Komplex wird empfohlen, um die Vorteile von Vitamin D

* Vitamin D: https://www.secretsofnature.org/nahrung/vitamin-d/

zu maximieren und gleichzeitig ein gesundes Gleichgewicht des Kalziumstoffwechsels zu unterstützen. Bei der Einnahme von hohen Dosen Vitamin D_3 wird die zusätzliche Einnahme von Vitamin K (insbesondere in Form eines K-Komplexes, der K_1 und K_2 umfasst) als wichtig erachtet, um die korrekte Verwendung von Kalzium im Körper sicherzustellen und das Risiko von unerwünschten Kalziumablagerungen zu verringern.

Achte bei der Supplementierung von Vitamin D_3 und Vitamin K auf die richtige Dosierung und plane, wenn möglich, die Einnahme auf der Grundlage von Blutwerten und unter Anleitung einer Gesundheitspraxis.

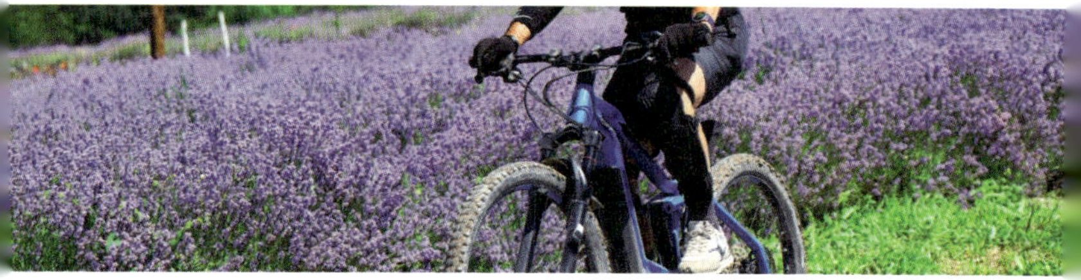

Fit und gesund: Wie Sport das Immunsystem stärkt

Körperliche Aktivität spielt eine bedeutende Rolle für die Stärkung des Immunsystems. Regelmäßige Bewegung kann dazu beitragen, es effektiv zu unterstützen und die Abwehrkräfte gegen Infektionen zu erhöhen. Im Folgenden findest du die Auflistung einiger wichtiger Gründe, warum Bewegung für die Immunität wichtig ist.

- **Steigerung der Immunzellen:** Körperliche Aktivität kann die Anzahl der Immunzellen im Körper erhöhen. Dies umfasst verschiedene Arten von weißen Blutkörperchen, die für die

Bekämpfung von Krankheitserregern und die Aufrechterhaltung eines potenten Immunsystems entscheidend sind. Durch Bewegung wird die Produktion und Aktivität dieser Immunzellen angeregt, was zu einer verbesserten Immunität führt.

- **Verbesserte Durchblutung:** Während körperlicher Aktivität wird die Durchblutung gefördert, was dazu führt, dass Immunzellen und Antikörper effizienter durch den Körper transportiert werden. Eine gute Durchblutung ermöglicht es dem Immunsystem, Infektionen schneller zu erkennen und ihnen entgegenzuwirken.
- **Stressabbau:** Bewegung hat auch eine positive Wirkung auf den Stressabbau, was wiederum das Immunsystem stärkt. Chronischer Stress erhöht die Anfälligkeit für Krankheiten. Regelmäßige körperliche Aktivität baut Stress ab und steigert das allgemeine Wohlbefinden.
- **Verbesserte Lymphzirkulation:** Die Lymphflüssigkeit im Körper spielt eine wichtige Rolle bei der Bekämpfung von Infektionen. Körperliche Aktivität fördert die Lymphzirkulation, wodurch Abfallprodukte und Krankheitserreger effizienter aus dem Körper entfernt werden können. Eine optimale Lymphzirkulation unterstützt somit die Funktion des Immunsystems.
- **Regulation der Entzündungsreaktion:** Körperliche Aktivität kann zur Regulation der Entzündungsreaktion beitragen. Eine übermäßige und anhaltende Entzündung im Körper belastet das Immunsystem und führt zu chronischen Krankheiten. Regelmäßige Bewegung kann dazu beitragen, das Gleichgewicht zwischen entzündungsfördernden und entzündungshemmenden Prozessen im Körper aufrechtzuerhalten und eine gesunde Entzündungsreaktion zu unterstützen.

Übermäßiges Training und extreme körperliche Anstrengung hingegen schwächen das Immunsystem. Deshalb trachte danach, ein ausgewogenes Maß an körperlicher Aktivität beizubehalten und auf die Bedürfnisse deines eigenen Körpers zu hören.

Um die Immunität zu stärken, ist es empfehlenswert, regelmäßige, moderate Bewegung in den Alltag zu integrieren. Dies kann in Form von Spaziergängen (Waldbaden), Radfahren, Schwimmen oder anderen Aktivitäten erfolgen, die Freude bereiten und zur körperlichen Fitness beitragen.

Zusammenfassend lässt sich sagen, dass Bewegung und körperliche Aktivität eine wichtige Rolle für die optimale Funktion des Immunsystems spielen. Sie helfen dabei, die Anzahl und Aktivität von Immunzellen zu erhöhen, die Durchblutung und Lymphzirkulation zu verbessern, Stress abzubauen und die Entzündungsreaktion zu regulieren. Durch die Aufrechterhaltung einer regelmäßigen und deiner Konstitution angepassten körperlichen Aktivität kannst du deine Immunität unterstützen und die allgemeine Gesundheit fördern.

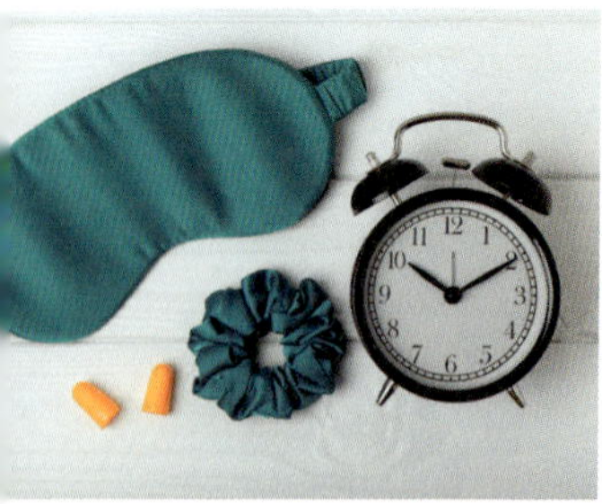

Im Land der Träume: Schlaf als Schlüssel zu starker Immunabwehr

Eine schlechte Schlafqualität und Schlafmangel können das Immunsystem auf verschiedene Weise beeinträchtigen, was die Fähigkeit des Körpers verringert, Infektionen abzuwehren. Im Folgenden findest du einige Mechanismen, wie Schlafmangel das Immunsystem schwächen kann.

- **Reduzierung der Zytokinproduktion:** Während des Schlafs produziert das Immunsystem Zytokine, die sowohl entzündungshemmende als auch entzündungsfördernde Eigenschaften besitzen. Diese Proteine sind essenziell bei der Bekämpfung von Infektionen und Entzündungen. Schlafmangel kann die Produktion dieser wichtigen Immunreaktoren reduzieren.
- **Störung der T-Zell-Funktion:** Schlaf fördert die Effizienz der T-Zellen, die für die Bekämpfung von Pathogenen zuständig sind. Schlafmangel kann die Adhäsionsmoleküle der T-Zellen stören, was ihre Fähigkeit verringert, sich an infizierte Zellen anzulagern und diese zu eliminieren.
- **Veränderung der Immunantwort:** Chronischer Schlafmangel kann zu einer unangemessenen Immunreaktion führen. Das bedeutet, dass das Immunsystem entweder überreagieren und gesundes Gewebe angreifen oder nicht stark genug reagieren kann, um Infektionen effektiv zu bekämpfen.
- **Erhöhung des Entzündungslevels:** Schlafmangel ist mit einem erhöhten Level an Entzündungsmarkern im Körper verbunden. Chronische Entzündungen können zu einer Vielzahl von gesundheitlichen Problemen führen und das Immunsystem weiter schwächen.

Um das Immunsystem zu stärken und die allgemeine Gesundheit zu fördern, ist es daher empfehlenswert, auf eine gute Schlafhygiene zu achten und regelmäßig ausreichend Schlaf zu bekommen. Praktiken, die die Schlafqualität verbessern, wie das Einhalten einer regelmäßigen Schlafroutine, das Schaffen einer ruhigen und komfortablen Schlafumgebung und das Vermeiden von Stimulanzien vor dem Zubettgehen, sind hierbei wesentlich. Umfassende Informationen zum Thema »Schlafstörungen – Besser schlafen und erholt aufwachen mit Duftmedizin« findest du in meinem gleichnamigen Buch.

Wie Depression das Immunsystem schwächt

Depression kann das Immunsystem auf verschiedene Weise schwächen. Im Folgenden einige Mechanismen, die diese Wechselwirkung erklären.

- **Psychischer Stress und Entzündung:** Depression ist oft mit einem erhöhten Niveau an psychischem Stress verbunden. Stress kann zu einer gesteigerten Produktion von Cortisol und anderen Stresshormonen führen, die langfristig das Immunsystem unterdrücken. Darüber hinaus kann chronischer Stress zu einer erhöhten Produktion von entzündungsfördernden Zytokinen führen, die das Immunsystem schwächen und den Körper anfälliger für Infektionen machen.
- **Veränderte Immunreaktion:** Forschungen deuten darauf hin, dass Depression mit einer Veränderung der Immunreaktion einhergeht, einschließlich einer verminderten Funktion der natürlichen Killerzellen und einer veränderten Aktivität der T-Zellen. Diese Zellen sind wichtig für die Abwehr von Infektionen und die Aufrechterhaltung der allgemeinen Immunfunktion.
- **Verhalten bei Depression:** Menschen mit Depression neigen möglicherweise zu Verhaltensweisen, die ihre Ge-

sundheit und ihr Immunsystem negativ beeinflussen können, wie schlechte Ernährung, mangelnde körperliche Aktivität und Schlafstörungen. All diese Faktoren können die Immunfunktion zusätzlich beeinträchtigen.

- **Gestörte Darm-Hirn-Achse:** Die Depression ist auch mit Veränderungen im Darmmikrobiom verbunden, was die Darm-Hirn-Achse beeinflusst. Das Mikrobiom spielt eine wichtige Rolle bei der Regulierung der Immunantwort, und Veränderungen darin können zu einer Dysregulation des Immunsystems führen.
- **Neuroendokrine Dysregulation:** Depression kann zu einer Dysregulation der Hypothalamus-Hypophysen-Nebennierenrinden-Achse führen, was wiederum die Immunfunktion beeinflussen und die Anfälligkeit für entzündliche Erkrankungen erhöhen kann.

Depression schwächt durch eine Kombination von psychischen, verhaltensbedingten und physiologischen Mechanismen das Immunsystem, entzieht ihm lebensspendende Elektronen – die Antriebskraft unserer Zellen – was uns anfälliger für eine Vielzahl von gesundheitlichen Problemen macht.

»Ätherische Öle sind geniale Elektronen-Spender!«

Startschuss in eine bessere Zukunft: Neuer Lifestyle, neues Ich

Um eine ungesunde Lebensweise umzustellen und das Immunsystem zu stärken, ist es ratsam, einen umfassenden Plan zu entwickeln, der Ernährung, Bewegung, Stressmanagement und Schlaf miteinbezieht.

Im Folgenden ein Vorschlag für einen einfachen, nachvollziehbaren Tagesablauf, der Energie und Lebensfreude schenkt.

Morgens:

- **Aufwachen mit positiven Gedanken:** Beginne deinen Tag mit einem positiven Mantra oder Dankbarkeitsübungen, um die Stimmung zu heben.
- **Wassertrinken:** Trinke ein großes Glas Wasser mit Zitrone, um die Verdauung anzukurbeln und den Körper mit Feuchtigkeit zu versorgen.
- **Bewegung:** Integriere leichte Bewegung, wie eine kurze Yoga-Session, einen Spaziergang oder Trampolinspringen, um den Kreislauf in Schwung zu bringen. »Stehendes Wasser fault.«
- **Gesundes Frühstück:** Iss ein nährstoffreiches Frühstück mit Vollkornprodukten, Obst und Proteinen.

Vormittags:

- **Snack:** Wähle gesunde Snacks wie Nüsse oder Obst, um den Energielevel aufrechtzuerhalten.
- **Flüssigkeitszufuhr:** Trinke weiterhin Wasser oder ungesüßten Tee, um hydriert zu bleiben.

Mittags:

- **Ausgewogenes Mittagessen:** Iss eine Mahlzeit reich an Gemüse, magerem Eiweiß und gesunden Fetten.
- **Kurze Pause:** Nimm dir Zeit für eine kurze Entspannungspause, um Stress abzubauen.

Nachmittags:

- **Aktive Pause:** Integriere einen kurzen Spaziergang oder eine andere Form der Bewegung, um den Geist zu klären und die Durchblutung zu fördern.
- **Snack:** Wähle einen nährstoffreichen Snack, um bis zum Abendessen durchzuhalten.

Abends:

- **Gesundes Abendessen:** Achte auf eine leichte, nährstoffreiche Mahlzeit.
- **Entspannung:** Widme dich entspannenden Aktivitäten, die dir Freude bereiten, wie Lesen oder Musikhören.
- **Vorbereitung auf den Schlaf:** Reduziere die Bildschirmzeit und nutze Entspannungstechniken wie Meditation oder Atemübungen, um die Schlafqualität zu verbessern.

Zusätzliche Tipps:

- **Ätherische Öle:** Integriere ätherische Öle in deinen Alltag, etwa Lavendelöl für besseren Schlaf oder Zitrusöle für eine positive Stimmung.
- **Nahrungsergänzungsmittel:** Erwäge die Einnahme von Vitamin D_3 und K, Omega-3-Fettsäuren, die acht essenziellen Aminosäuren und Probiotika-reiche Lebensmittel, um das Immunsystem zu unterstützen.
- **Stressmanagement:** Praktiziere regelmäßig Stressreduktionstechniken wie Yoga, Meditation oder tiefes Atmen. Lausche dem Ton der Seele – Lade dir die App *HU – Experience the God Sound* vom App Store herunter und verbinde dich mit der Quelle des Lebens.
- **Gute Schlafhygiene:** Stelle sicher, dass du ausreichend Schlaf bekommst und eine Routine hast, die einen erholsamen Schlaf fördert.

Indem du diesen Tagesablauf befolgst und bewusst auf deine körperliche und geistige Gesundheit achtest, kannst du effektiv deine Lebensweise umstellen und dein Immunsystem stärken.

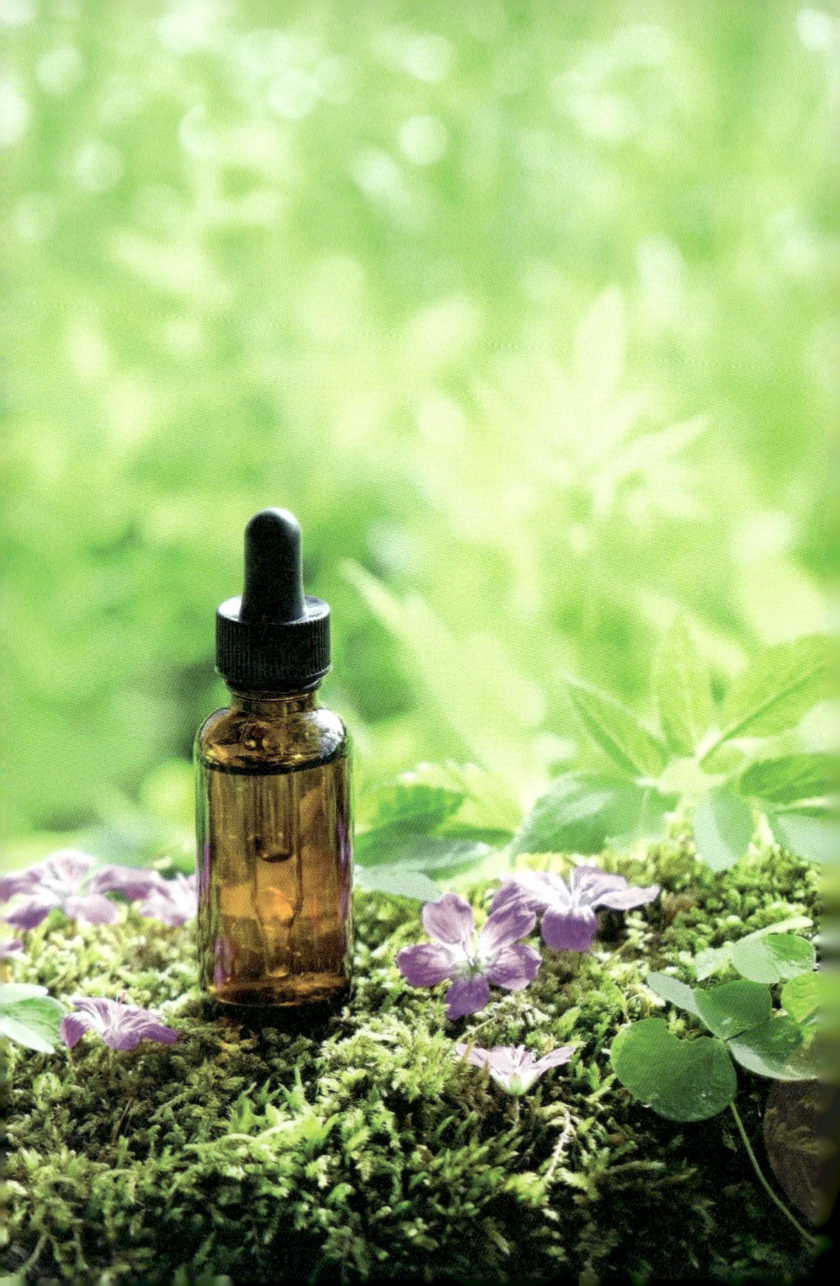

Leben im Einklang mit der Natur

Die Natur ist ein Meisterwerk. Wenn du also das nächste Mal ein ätherisches Ölfläschchen zur Hand nimmst, betrachte es mit Liebe und Dankbarkeit. Es enthält ein himmlisches »Zaubermittel« – die starke Essenz der Natur – in jedem kostbaren Tropfen. Diese Lebensessenz ist mit der einzigartigen Aufgabe betraut, Mensch und Tier zu nähren, zu schützen und notfalls zu heilen. Wenn man bedenkt, dass ohne die Pflanzenwelt auf Erden kein Leben bestünde, dann erblickt man wohl hinter dem Plan des Lebens ein Geheimnis, das tief zu Herzen geht: Eine unsagbar liebevolle und schützende Hand hat alles für uns vorbereitet, damit wir in Frieden, Gesundheit und Glück leben können.

Wenn du jetzt fragst: »Wie soll man auf diesem kriegerischen Planeten in Frieden und Glück leben?«, dann greife nach einem duftenden Ölfläschchen und lausche, was es dir sagen will. Es lehrt dich das Geheimnis des Lebens, das nur im Inneren gefunden werden kann.

»Was also ist die Ursache für das Leben?«
»Das Leben ist Gottes Segen für jede Seele – für dich –, um zu lernen, wie man Liebe schenkt und annimmt. Genau das spielt sich hinter den Kulissen dieses großartigen Labors des Lebens ab.
Das Geheimnis aller Zeiten ist, dass jeder von uns ein Verwalter göttlicher Liebe sein soll.
Singe HU, und der Segen der Liebe wird zu dir kommen.«
– Harold Klemp, Der Ton der Seele –

Die Wissenschaft kann für jede Wirkung eines ätherischen Öls verstandesmäßige und erklärbare Bestätigungen liefern. Wenn wir von heilsamen »ätherischen«, das heißt »feinstofflichen« Ölen sprechen, dann ist das nicht länger eine »nette Geschichte« oder »esoterisches Zeug«. Aus wissenschaftlicher Sicht ist die Wirkung natürlicher Heilpflanzen mit ihren starken ätherischen Ölen ein biologisches Meisterwerk. Die Epigenetik nennt es sogar »DNA-Revolution«! Aus spiritueller Sicht aber erkennen wir die Wahrheit, die der Verstand nicht ergründen kann: »Wir leben, weil Gott uns liebt.«

Alles ist für dich vorbereitet, um dich auf deinem Weg durch die Zeit zu unterstützen, dich zu schützen, zu heilen und dich zu lehren, wie du selbst deine Gene nach deinen Wünschen und zu deinem Fortschritt verändern und dein Immunsystem unterstützen kannst. Das heißt natürlich nicht, dass unser Leben fortan auf Rosen ohne Dornen gebettet ist. Wir müssen uns auf die Reise begeben und lernen, bevor wir den Weg in die Freiheit gehen können. Alles, was wir dazu brauchen, um unser Leben besser zu gestalten, ist ein Herz voll Liebe und

Dankbarkeit, das von Harmonie und innerer Ruhe getragen ist. Ist dein Herz unruhig, lass dich mit einem tiefen Atemzug aus dem Fläschchen von ätherischen Ölen beruhigen. Und alles, was dir im Leben Freude bereitet, einschließlich deiner Talente und deiner gottgegebenen Vorstellungskraft, bringt dich näher zu deinem Idealzustand.

Folge deiner Intuition. Träume groß! Ätherische Öle beflügeln deine Träume auf dem Weg zum Glück. Dein Immunsystem in jeder Zelle deines Körpers ruht nie. Es lauscht deinen Gedanken und Gefühlen, um sie in deinem Leben Realität werden zu lassen.

In herzlicher Verbundenheit!

Maria L. Schasteen

www.mariaschasteen.com
www.secretsofnature.org

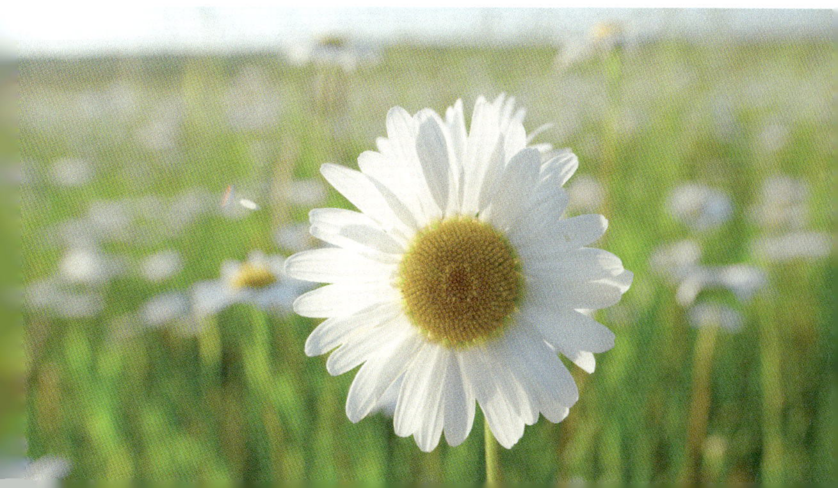

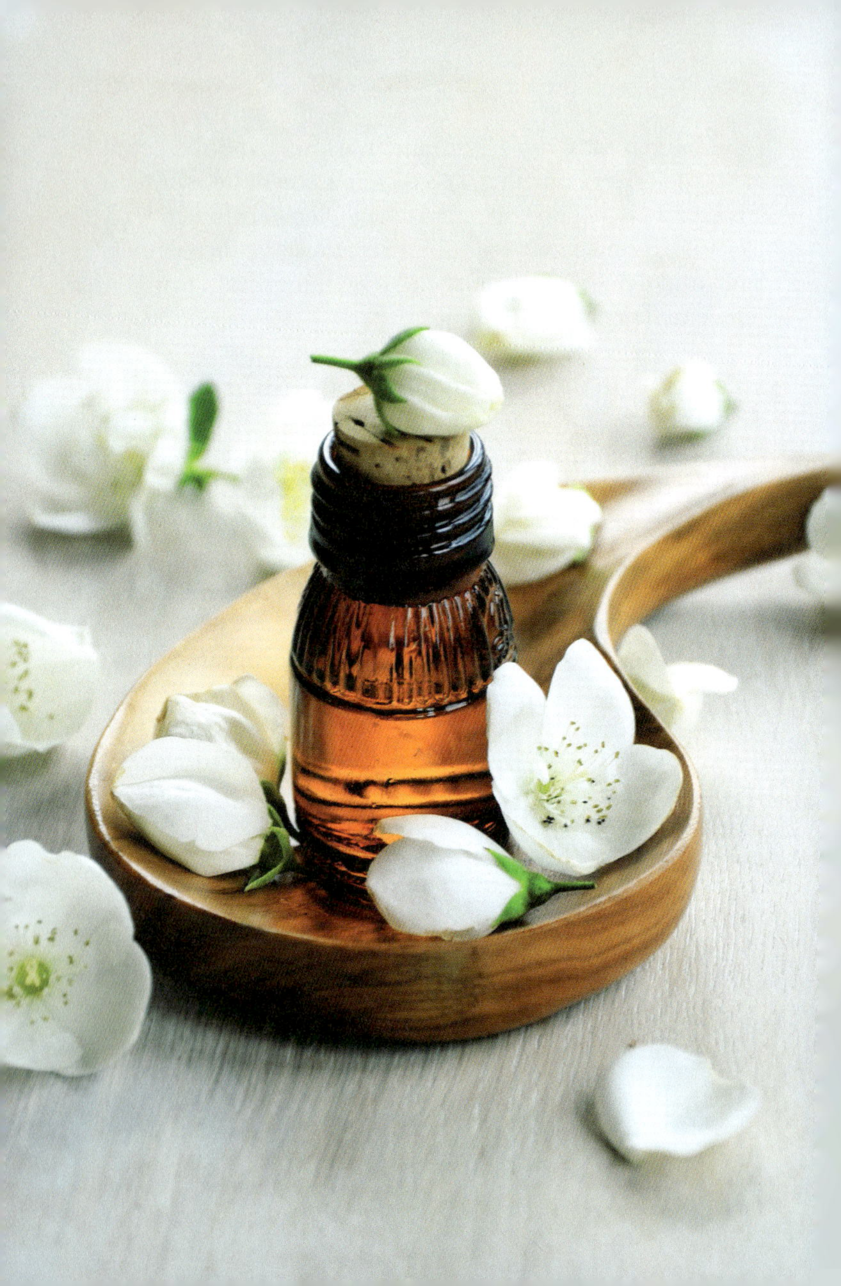

Anhang

Richtlinien zur sicheren Anwendung ätherischer Öle

Ätherische Öle und die Haut

Bei der Verwendung ätherischer Öle sollte immer eine Flasche mit reinem Pflanzenöl griffbereit sein. Bei Hautirritationen können somit sofort die ätherischen Öle mit Pflanzenöl verdünnt und gemildert werden. Im Notfall verwendet man Speiseöl aus der Küche.

Es genügen 1–2 Tropfen eines ätherischen Öls für eine Anwendung. Je mehr es verdünnt wird, desto milder und für die empfindliche Haut verträglicher ist es. Man vermeidet das direkte Auftragen sogenannter ›heißer‹ Öle wie Oregano, Zimt und Nelke auf die Haut oder verdünnt diese Öle besonders stark.

Richtlinien zur Verdünnung ätherischer Öle für Babys, Kinder und empfindliche Personen

Milliliter		Esslöffel	
0,5%	3 Tropfen ÄÖ per 30 ml Pflanzenöl	0,5%	1 ½ Tropfen ÄÖ per EL Pflanzenöl
1%	6 Tropfen ÄÖ per 30 ml Pflanzenöl	1%	3 Tropfen ÄÖ per EL Pflanzenöl

Wie bekommt man ½ Tropfen ätherisches Öl? Man steckt einen Zahnstocher in das Ölfläschchen und rührt ihn in das reine Pflanzenöl oder in Speisen ein.

Augen und Ohren schützen

Man vermeidet den Kontakt mit Augen oder empfindlichen Hautstellen. Wenn ein ätherisches Öl in die Augen gelangt, sollte es **nicht** mit Wasser, sondern mit reinem Pflanzenöl behandelt werden. Ätherische Öle werden **nicht** direkt in den Ohrkanal gegeben.

Auf Allergieanfälligkeit testen

Bei Neigung zu allergischen Reaktionen sollte man immer zuerst eine geringe Menge eines ätherischen Öls an der Innenseite des Unterarmes oder in der Armbeuge austesten, bevor die Öle auf andere Körperstellen großflächig aufgetragen werden.

Die sicherste Anwendung: Fußsohlen

Die Fußsohlen sind eine der sichersten und effektivsten Körperstellen, an denen Öle aufgetragen werden können. Wenn man nicht weiß, wo ein ätherisches Öl angewandt werden soll, dann bieten sich immer die Fußsohlen an. Das Öl, auf die Fußsohlen aufgetragen, geht direkt über die Blutbahn zu der Stelle im Körper, wo es gebraucht wird.

Direkte Sonnenbestrahlung und Zitrusöle

Zitrone, Bergamotte, Limette und andere Zitrusöle können eine Hautreaktion oder Pigmentierung hervorrufen, wenn die Haut nach dem Auftragen dieser ätherischen Öle dem Sonnenlicht oder UV-Bestrahlung ausgesetzt wird. Daher sollte man die Haut mindestens 24 Stunden lang nach dem Auftragen eines Zitrusöls vor direkter Bestrahlung schützen. Um Zitrusöle dennoch zu nutzen, könnte man sie auf die Fußsohlen auftragen.

Photosensitive ätherische Öle:		
Angelika	Bergamotte	Bitterorange
Grapefruit	Kümmel	Limette
Petitgrain	Raute	Zitrone

Kinder und ätherische Öle

Man bewahrt ätherische Öle außerhalb der Reichweite von Kindern auf. Obwohl und weil Kinder ätherische Öle lieben, sollten wir bei der Anwendung besondere Aufmerksamkeit walten lassen. Für Kinder sollten ätherische Öle immer mit reinem Pflanzenöl stark verdünnt werden. Öle, die einen hohen Mentholgehalt aufweisen, wie etwa Pfefferminze, dürfen bei Kindern unter sieben Jahren nicht im Halsbereich angewendet werden, damit es nicht zu Atemnot kommt. Besonders milde Öle für Kinder sind Teebaum und Elemi. Mandarine ist ein Öl, das Kinder absolut lieben.

In der Schwangerschaft

Frauen, die ätherische Öle gerade erst kennenlernen, sollten während der Schwangerschaft keine Experimente mit ätherischen Ölen machen. Ätherische Öle wirken mitunter stark reinigend, eine Eigenschaft, die man während einer Schwangerschaft nicht unbedingt wünscht. Außerdem besitzen sie eine hormonähnliche Wirkung, wie unter anderem Muskatellersalbei, Salbei, Rainfarn, Wacholder und Fenchel.

In der Schwangerschaft sollte man prinzipiell immer vor der Anwendung ätherischer Öle mit dem behandelnden Arzt sprechen.

Körperliche Beschwerden

Bei Krampfanfällen, Epilepsie und hohem Blutdruck sollte man vor der Anwendung ätherischer Öle immer mit dem behandelnden Arzt sprechen. Ysop, Fenchel, Rainfarn oder Salbei sollten dann nicht verwendet werden. Wenn Medikamente eingenommen werden, sollte die Anwendung ätherischer Öle stets mit dem Arzt abgeklärt werden, denn sie könnten die Medikamente potenzieren.

Ein Emulgator für ätherische Öle

Ätherische Öle sollten nicht unverdünnt direkt ins Badewasser gegeben, sondern immer vorher mit einem natürlichen Badegel, mit Salz, Honig oder Sahne zum Emulgieren vermischt und so verwendet werden. Dabei setzt man das ätherische Öl erst kurz vor dem Baden dem Badewasser zu, damit durch die Wärme das ätherische Öl seine volle Wirkung entfalten kann und nicht vorzeitig verdampft. Das Emulgieren ist deshalb notwendig, weil sich die ätherischen Öle mit Wasser nicht verbinden und deshalb an der Oberfläche schwimmen.

Ätherische Öle und unsere Haustiere

Mensch, Tier und Pflanze sind »aus demselben Stoff« gemacht. Daher profitieren auch Haustiere von ätherischen Ölen. Weil Tiere einen viel ausgeprägteren Geruchssinn haben, müssen ätherische Öle je nach Größe des Tieres extrem stark verdünnt werden. Synthetisches Teebaumöl kann für Katzen tödlich sein. Daher achtet man unbedingt auf die Qualität der verwendeten Öle.

Aufbewahrung ätherischer Öle

Die Öle werden immer fest verschlossen und lichtgeschützt in dunklen Glasfläschchen bei Zimmertemperatur aufbewahrt. So können ätherische Öle ihre Kraft über viele Jahre bewahren. Wurde ein Ölfläschchen einmal im heißen Auto vergessen, sollte es nicht geöffnet werden. Die kostbaren Lebensessenzen würden sich dadurch verflüchtigen. Man lässt es vor dem Öffnen auf Raumtemperatur abkühlen.

Während dampfdestillierte Öle nahezu unbegrenzt haltbar sind, haben Ölmischungen mit einem Pflanzenölanteil eine kürzere Lebensdauer, obwohl die ätherischen Öle die Lebensdauer des Pflanzenöls stark verlängern. Kalt gepresste Zitrusöle sind nach dem Öffnen des Fläschchens etwa ein Jahr lang haltbar und werden dann ranzig.

Wichtig ist die Qualität ätherischer Öle

ACHTUNG: Es gibt viele ätherische Öle auf dem Markt. Manche sind gesundheitsschädigend, weil sie mit synthetischen Zusätzen verfälscht oder gar 100% synthetisch hergestellt werden. Manche sind wohlmeinend destilliert, operieren aber ohne den wissenschaftlichen Hintergrund und die notwendigen Analysen, die chemische Rückstände im fertigen Öl aufdecken würden. Daher sind diese ätherischen Öle für den bewussten Anwender wertlos. Man verwendet ausschließlich ätherische Öle, die nach dem höchsten Standard hergestellt und die »Natur pur« sind! Im Zweifelsfall fragt man nach.

Die Autorin

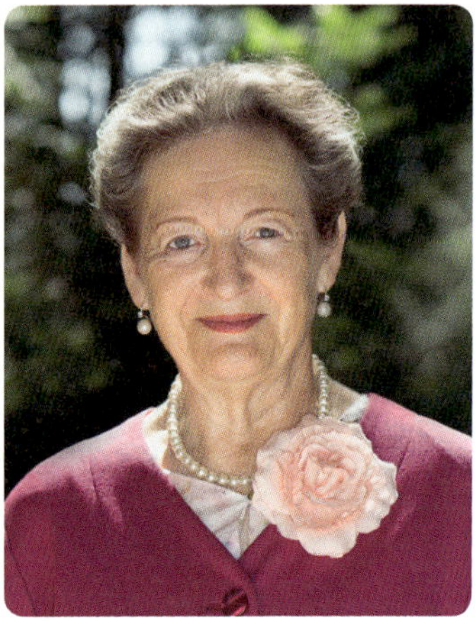

Maria L. Schasteen ist ärztlich geprüfte Aromapraktikerin, Gründerin der Firma *Secrets of Nature* und Autorin der Bestseller-Trilogie *Duftmedizin* und weiterer Bücher und Publikationen. Sie schaut auf eine über fünfundzwanzigjährige Erfahrung mit ätherischen Ölen zurück. Die duftenden Essenzen zum Wohle der Menschheit einzusetzen und das Wissen von der Heilkraft ätherischer Öle weiterzugeben, ist ihr ein besonderes Anliegen.

Kontakt: **www.mariaschasteen.com**

Ressourcen

Die Autorin stellt eine umfangreiche Liste von Ressourcen bereit, die helfen, mehr über eine Vielzahl von Themen zu erfahren, die in diesem Ratgeber behandelt werden. Da jedoch ständig hilfreiche neue Informationen und Erkenntnisse dazukommen, ist es sinnvoll, diese Liste online bereitzustellen, wo sie regelmäßig aktualisiert wird.
Besuche die Webseite jederzeit unter:
www.secretsofnature.org

Besuche: www.secretsofnature.org/zellregeneration.

Wissenschaftliche Forschungsergebnisse zu den Aussagen in diesem Ratgeber findest du auf
www.mariaschasteen.com/immunsystem-wissenschaft

Erstaunliche Erfahrungsberichte von Öle-Anwendern zum Thema geschwächtes Immunsystem, Autoimmunerkrankungen:
www.mariaschasteen.com/zur-aromatherapie-meisterklasse/

Schnell und einfach das richtige ätherische Öl finden und gezielt einsetzen.

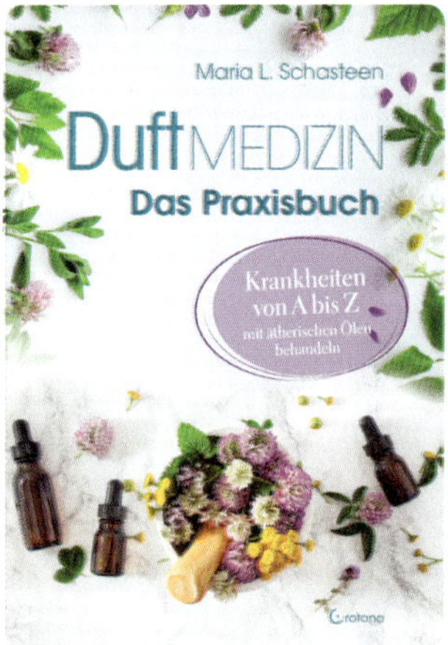

Maria L. Schasteen
Duftmedizin – Das Praxisbuch
Krankheiten von A bis Z
mit ätherischen Ölen behandeln

Duftessenzen, richtig eingesetzt, können bei fast allen Erkrankungen zur Linderung oder Heilung beitragen. In der Praxis verwendet man die ätherischen Öle der Aromatherapie vor allem bei psychosomatischen Beschwerden wie Schlafstörungen, Verstimmung, Nervosität oder Stress. Auch als unterstützende Heilmittel bei Erkältungskrankheiten, Wechseljahrbeschwerden oder nervösen Magen-Darm-Beschwerden sind die ätherischen Öle bereits anerkannt.
Wenn Sie auf der Suche nach natürlichen Heilmitteln sind, ist dieses Buch genau das richtige. Als Nachschlagewerk der ätherischen Öle, weist das Praxisbuch von Maria Schasteen den Weg zu einem natürlichen Umgang mit Krankheiten. Dabei legt die Autorin und langjährige Aromapraktikerin ihr Augenmerk auf einen einfachen und nachvollziehbaren Weg, um mit der Kraft der Aromatherapie Krankheiten zu begegnen und diese auf natürliche Weise zu lindern.

Von Allergien bis Zahnschmerzen werden die Krankheiten dargestellt und das entsprechende Öl dazu aufgeführt.
Das Nachschlagewerk, um schnell und sicher das richtige Öl für die entsprechenden Befindlichkeiten auszuwählen.
ISBN: 978-3-86191-259-0